JN296164

そこが知りたい！
感染症一刀両断！

監修 ❖ 聖路加国際病院 内科感染症科 **古川惠一**

著 ❖ 聖路加国際病院 ハートセンター内科 **西原崇創**

三輪書店

監修者のことば

　本書の著者西原崇創医師は現在聖路加国際病院のハートセンター内科に勤務する優秀な医師で，診療にまたレジデント教育にたいへん熱心に活躍しておられる．西原医師は当院内科レジデントとして4年目の研修中に感染症科にローテーションして私とともに多くの感染症の患者の診療に従事され，臨床感染症学について学ばれた．西原医師は独創的なアイデアの持ち主で短期間に仕事をまとめ上げる能力に秀でておられる．感染症科で研修中に3カ月間で各種細菌のグラム染色像を研修医向けのアトラス集としてまとめ上げてすでに出版された．

　西原医師は4年間の当院でのレジデント研修の後，母校の駿河台日本大学病院循環器科に所属された．そして循環器の分野だけではなく感染症と抗菌薬治療の分野にも興味を持ち続け，後輩の研修医に感染症患者の診療と抗菌薬の使い方について定期的に勉強会を行って指導をしてこられた．

　西原医師は後輩の医師への指導を行いながら研修医のためにわかりやすい抗菌薬の使い方についての手引書を自ら作りたいという願望を抱かれた．そして忙しい診療業務の合間をぬって感染症患者の診療と抗菌薬の使い方について基本的な重要ポイントをまとめ上げて本書を完成された．

　本書の作成にあたっては私も監修者としてできる限り協力させていただいた．感染症患者の診療と抗菌薬の使い方について基本的なことから学びたいと願っておられる研修医そして各科の医師，医学生，薬剤師，検査技師，看護師の方々に本書が大いに役立つものとなることを信じている．

2005年12月

聖路加国際病院内科感染症科医長
古川恵一

序

　一循環器科医がこのような畑違いの本を世に送り出すことについては，周囲から言われるほど違和感を感じることはなかった．医師として仕事を始めて10年近く経ち，周囲の環境はさまざまなことが変わってきている．EBM（evidence based medicine），クリニカルパス，臨床研修必修化，患者中心の医療等，パッと思い浮かべただけでも臨床のわれわれを取り囲む環境は一変しつつある．しかし，医療がどんなに変貌しつつあっても，専門領域以外に対しての興味・関心は薄い．感染症診療，抗菌薬投与はその最たるものである．院内感染対策のためさまざまな方策がとられるが，多剤耐性菌を自ら作り上げ，自ら騒ぎ立てているのはわれわれ医療者自身であり，さまざまな院内感染対策を講じながら耐性菌を増やし続けては意味がない．にもかかわらず，いつもわれわれ医師は貧弱な知識でいつも決まった抗菌薬を投与し，いつも同じ失敗を繰り返している．どの専門領域であっても誰も感染症から離れることはできないことを知っていながら……．

　決して難しい特別なことを覚える必要はない．原則は感染臓器と起因菌を可能な限り同定し，これらから抗菌薬を選択すること，これに尽きる．

　どのような疾患であっても，原因を突き止め，それぞれの原因に基づいてEBMを考慮し治療を選択する．ところが極端な場合，抗菌薬の投与は熱，CRP高値，これらのみで行われる．そこには，どの臓器が感染し，どのような細菌が起因菌なのか，最も適した抗菌薬は何なのか？　このようなことはまったく考慮されていない．われわれ医師は自分の専門領域以外でも理論的で説得力のある治療ができているだろうか？　この本の内容は決して難解なことを理解してもらおうというつもりで書いたわけではない．循環器専門医である私でも十分日常臨床でこの程度は考えて抗菌薬を投与しているということを理解してほしい．この本を手にとって

いただいた方であれば，この本の趣旨を理解し臨床へ応用できるようになると思う．

われわれは患者である"人"を診ている．決して心臓や肝臓，肺だけではないのだ．循環器専門医は心臓だけ診ていればよいと思っていてはその医師は医師ではなく，心臓の専門家であるというだけである．私たちは"医師"なのかそれとも"専門家"なのか，答えは言うまでもない思う．この本についてさまざまな批判もあると思うが，医療の基本の一つである感染症治療，抗菌薬投与について少しでも興味を持ち，臨床に生かしていただきたい．

最後に，この本の出版に際しご理解とご尽力をいただいた三輪書店の青山智，佐々木理智両氏，また，レジデントの頃より感染症診療のイロハからご教授いただき，今回監修を快く引き受けていただいた聖路加国際病院内科感染症科　古川恵一先生に心より謝意を申し上げ，この本の序としたい．

2005 年 12 月

西原崇創

この本の使い方

● 感染症診療は以下のプロセスを経て治療を行います．
本書ではそのすべてのプロセスに関わるエッセンスを含んでいます

① 病歴・身体所見・診療上の基本的注意
　参考にすべき項●**其の1**　感染症を疑った時の基本的考え方と
　　　　　　　　　　　　診断までのアプローチ　　　　　　　　　*1*
② 各種検査（グラム染色・培養検査）
　参考にすべき項●**其の2**　グラム染色の意義・方法・解釈　　　*15*
　　　　　　　　其の3　培養検査：検体の採取から保存，解釈まで　*29*
③ グラム染色や培養検査から検出された細菌の特性
　参考にすべき項●**其の4**　臨床で遭遇する機会の多い，知っておくべき
　　　　　　　　　　　　細菌の基礎知識　　　　　　　　　　　　*49*
④ 代表的な感染症における抗菌薬選択
　参考にすべき項●**其の7**　各種感染症に対する Empiric therapy　*135*
⑤ それぞれの抗菌薬の特徴・投与上の注意
　参考にすべき項●**其の6**　代表的な抗菌薬の特徴　　　　　　　*97*

● アレルギー・妊娠の既往がある場合など「困った！」時は以下を参考にして下さい．

　其の8　妊娠・授乳期の抗菌薬療法……比較的安全な薬剤って何？　*169*
　其の9　抗菌薬のアレルギーについて……ペニシリン系でだめならセフェム系もだめ？　*173*
　其の10　抗菌薬の併用療法……併用した場合の欠点は？　*177*
　其の11　感染症におけるステロイド療法……
　　　　　　感染症ならステロイドはだめじゃないの？　*183*
　其の12　MIC と MBC……聞いたことはあるけどなんだっけ？　*187*
　其の13　腎機能障害時の抗菌薬療法の原則……
　　　　　　いつも適当に投与量を決定していませんか？　*191*

● この本を有効に活用するために……

　実際の臨床でみなさんがいつも困っていることは，細菌の菌名からその性質を想定できないことです．まず，"敵"である細菌についての基礎知識を得てから抗菌薬の選択を考えましょう！
　こうすると，不思議なくらい理論的に抗菌薬の選択ができるようになりますよ．

目次

其の1　感染症を疑った時の基本的考え方と診断までのアプローチ　　1
　　感染症について，何がわからないかがわからない方はまずここから．

1. 各種感染症の感染臓器特異的な起因菌を想定し，それらに対する適切な抗菌薬を投与する．
2. 重症ほど早めに培養検査を行い，できるかぎり早く抗菌薬投与を開始する．
3. 重症ほどある程度の広範囲の菌をカバーする抗菌薬が必要．
4. 重症例には殺菌性抗菌薬を投与する．
5. 起因菌の検出に努める．
6. 培養結果を慎重に解釈する．
7. 起因菌検出後はそれに合わせた治療を行う．
8. 患者の個々の状況に合わせる．
9. 患者を毎日注意深く観察する．
10. 適切な量と投与期間を決定する．
11. 高齢者は特異的な所見が出現しにくい．
12. CRPに診断的意義はない．
13. 発熱をきたす疾患は感染症だけではない．
　　（発熱の鑑別疾患）
14. 不明熱（FUO：fever of unknown origin）とは？
15. 敗血症（sepsis）の定義と敗血症を疑うサイン

其の2　グラム染色の意義・方法・解釈　　15
　　グラム染色って何？　という方はここを読んでください！

1. グラム染色の有用性
2. 検査検体について→よい検体とはどのような検体か？
3. 標本の作成
4. グラム染色
5. グラム染色の評価　そのチェックポイント
6. 実際のグラム染色標本とその評価
　　Staphylococcus aureus（黄色ブドウ球菌）
　　Streptococcus pneumoniae（肺炎球菌　*Pneumococcus* ともいう）
　　Streptococcus sp.（連鎖球菌）
　　Corynebacterium diphtheriae（ジフテリア）

Neisseria gonorrhoeae（淋菌）
Moraxella catarrhalis（モラキセラ　カタラーリス）
Escherichia coli（大腸菌）
Klebsiella pneumoniae（肺炎桿菌）
Haemophilus influenzae（インフルエンザ菌）

其の3　培養検査　検体の採取から保存，解釈まで　29

検体の採取法がわからない方，培養結果の細菌が本当に感染しているかがわからない方は必読！

1. 培養検査における一般的注意点
2. 血液培養（実際の採取法：イラスト）
3. 喀痰培養
4. 尿培養
5. 便，腸管洗浄液培養
6. 腹水，胸水，深部膿瘍からの穿刺液
7. 髄液
8. 中心静脈カテーテルなどの先端部培養
9. 胃液
10. 咽頭粘液などのカルチュレット，スワブで採取する検体

其の4　臨床で遭遇する機会の多い，知っておくべき細菌の基礎知識　49

細菌の名前を見ても，何がなにやらさっぱりわからない方はここを読んでください！

1. グラム陽性球菌
   ① *Streptococcus* sp.（連鎖球菌）
   ② *Streptococcus pneumoniae*（肺炎球菌）
   　　コラム●PRSP，PISP（ペニシリン耐性肺炎球菌）
   ③ *Staphylococcus aureus*（黄色ブドウ球菌）
   　　コラム●MRSA（メチシリン耐性黄色ブドウ球菌）
   　　コラム●VRSA（バンコマイシン耐性黄色ブドウ球菌）
   ④ *Enterococcus faecalis*，*Enterococcus faecium*（腸球菌）
   　　コラム●VRE（バンコマイシン耐性腸球菌）
2. グラム陽性桿菌
   ① *Corynebacterium diphtheriae*（ジフテリア）
   ② *Clostridium* sp.（クロストリディウム）

③ *Listeria monocytogenes*（リステリア）
3．グラム陰性球菌
　① *Neisseria meningitidis*（髄膜炎菌），*Neisseria gonorrhoeae*（淋菌）
　② *Moraxella catarrhalis*（モラキセラ　カタラーリス）
4．グラム陰性桿菌
　① *Escherichia coli*（大腸菌）：腸内細菌科
　② *Klebsiella pneumoniae*（肺炎桿菌：クレブシェラ），*Klebsiella oxytoca*：腸内細菌科
　　　コラム●ESBL（Extended-spectrum β-lactamase）
　③ *Haemophilus influenzae*（インフルエンザ菌）
　　　コラム●BLNAR（βラクタマーゼ非産生性アンピシリン耐性インフルエンザ菌）
　④ *Enterobacter cloacae*，*Enterobacter aerogenes*（エンテロバクター）：腸内細菌科
　⑤ *Proteus mirabilis*，*Proteus vulgaris*（プロテウス）：腸内細菌科
　⑥ *Salmonella typhi*（腸チフス菌），*Salmonella paratyphi*（パラチフス菌），*Salmonella enteritidis*，*Salmonella typhimurium*（サルモネラ菌）：腸内細菌科
　⑦ *Shigella dysenteriae*（赤痢菌）：腸内細菌科
　⑧ *Serratia marcescens*（セラチア：霊菌）：腸内細菌科
　⑨ *Yersinia enterocolitica*（エルシニア），*Yersinia pestis*（ペスト菌）：腸内細菌科
　⑩ *Citrobacter freundii*（シトロバクター）：腸内細菌科
　⑪ *Pseudomonas aeruginosa*（緑膿菌）
　⑫ *Vibrio cholerae*（コレラ菌），*Vibrio parahaemolyticus*（腸炎ビブリオ）
　⑬ *Acinetobacter* sp.（アシネトバクター）
　⑭ *Pasteurella multocida*（パスツレラ）
　⑮ *Stenotrophomonas maltophilia*（ステノトロフォモナス　マルトフィリア）
5．その他の記憶すべき細菌
　① *Spirochaetes*（スピロヘータ：らせん状桿菌）
　　（*Treponema pallidum*：梅毒，*Borrelia burgdorferi*：ライム病，*Leptospira interrogans*：レプトスピラ症）
　② *Mycoplasma pneumoniae*（マイコプラズマ）
　③ *Legionella pneumophila*（レジオネラ）
　④ *Chlamydophila pneumoniae*（肺炎クラミジア），*Chlamydophila psittaci*（オウム病クラミジア），*Chlamydia trachomatis*
　⑤ *Helicobacter pylori*（ヘリコバクター　ピロリ）
　⑥ *Campylobacter* sp.（カンピロバクター）
　⑦ *Bacteroides fragilis*（バクテロイデス）

⑧ *Mycobacterium tuberculosis*（結核菌），*Mycobacterium leprae*（ハンセン病菌），*Mycobacterium kansasii*（非定型抗酸菌の一種），*Mycobacterium avium* complex（非定型抗酸菌の一種，いわゆる MAC）
⑨ *Aspergillus fumigatus*（アスペルギルス）
⑩ *Candida albicans*（カンジダ）

其の5　各種抗菌薬の分類　　　　　　　　　　　　　　89
どの薬剤がどの系統か？
一般名と商品名が一致しない方はこちらを．

1. ペニシリン系
2. 第一世代セフェム
3. 第二世代セフェム
4. 第三世代セフェム
5. 第四世代セフェム
6. オキサセフェム系
7. モノバクタム系
8. カルバペネム系
9. アミノグリコシド系
10. ニューキノロン系
11. マクロライド系
12. ケトライド系
13. リンコマイシン系
14. テトラサイクリン系
15. グリコペプチド系
16. サルファ剤
17. アゾール系抗真菌剤
18. その他の抗真菌剤

其の6　代表的な抗菌薬の特徴　　　　　　　　　　　　97
抗菌薬の名前を見ても，何がなにやらさっぱりわからない方はここを読んでください！

① ペニシリン系
　ペニシリン G（PCG）：ペニシリン G カリウム
　アンピシリン（ABPC）：ビクシリン
　アンピシリン／スルバクタム（ABPC/SBT）：ユナシン-S
　ピペラシリン（PIPC）：ペントシリン

ピペラシリン/タゾバクタム（PIPC/TAZ）：タゾシン
② 第一世代セフェム
　　セファゾリン（CEZ）：セファメジンα，オーツカCEZ注-MC
③ 第二世代セフェム
　　セフォチアム（CTM）：パンスポリン，ハロスポア
　　セフメタゾール（CMZ）：セフメタゾン
　　セフロキシム（CXM）：オラセフ
④ 第三世代セフェム
　　セフタジジム（CAZ）：モダシン
　　セフォタキシム（CTX）：クラフォラン，セフォタックス
　　セフトリアキソン（CTRX）：ロセフィン
　　セフォペラゾン/スルバクタム（CPZ/SBT）：スルペラゾン
⑤ 第四世代セフェム
　　セフェピム（CFPM）：マキシピーム
　　セフピロム（CPR）：ケイテン
⑥ モノバクタム系
　　アズトレオナム（AZT）：アザクタム
⑦ カルバペネム系
　　イミペネム/シラスタチン（IPM/CS）：チエナム
　　メロペネム（MEPM）：メロペン
⑧ アミノグリコシド系
　　ゲンタマイシン（GM）：ゲンタシン
　　トブラマイシン（TOB）：トブラシン
　　アミカシン（AMK）：ビクリン，硫酸アミカシン，アミカマイシン
　　アルベカシン（ABK）：ハベカシン
⑨ ニューキノロン系
　　レボフロキサシン（LVFX）：クラビット
　　シプロフロキサシン（CPFX）：シプロキサン
⑩ マクロライド系
　　エリスロマイシン（EM）：エリスロシン
　　クラリスロマイシン（CAM）：クラリシッド，クラリス
　　アジスロマイシン（AZM）：ジスロマック
⑪ リンコマイシン系
　　クリンダマイシン（CLDM）：ダラシン
⑫ テトラサイクリン系
　　ドキシサイクリン（DOXY）：ビブラマイシン
　　ミノサイクリン（MINO）：ミノマイシン
⑬ その他
　　テリスロマイシン（TEL）：ケテック
　　バンコマイシン（VCM）：バンコマイシン

ST合剤（SMX/TMP）：バクタ，バクトラミン
　　メトロニダゾール：フラジール
　　ダルフォプリスチン/キヌプリスチン：シナシッド
　　リネゾリド：ザイボックス
⑭ 抗真菌薬
　　アンホテリシンB（AMPH-B）：ファンギゾン
　　フルコナゾール（FLCZ）：ジフルカン
　　イトラコナゾール（ITCZ）：イトリゾール
　　ボリコナゾール（VRCZ）：ブイフェンド
　　5-FC（フルシトシン）：アンコチル
　　ミカファンギン（MCFG）：ファンガード
⑮ 抗結核薬
　　イソニアジド（INH）：イスコチン，ヒドラ，ヒドラジット
　　リファンピシン（RFP）：リファジン，リマクタン
　　エタンブトール（EB）：エブトール，エサンブトール
　　ストレプトマイシン（SM）：硫酸ストレプトマイシン
　　ピラジナマイド（PZA）：ピラマイド
⑯ 抗ウイルス薬
　　アシクロビル（ACV）：ゾビラックス，アシクリル，ビクロックス
　　バラシクロビル：バルトレックス
　　オセルタミビル：タミフル

其の7　各種感染症に対する Empiric therapy　　　135
　　まず投与する前に効果と副作用を理解しましょう！
　　どれくらい投与すればよいかわからない方はこちら．

1. Pneumonia：肺炎
    ① Community acquired pneumonia：市中肺炎
    ② Hospital acquired pneumonia：院内肺炎
2. Pyelonephlitis：腎盂腎炎　Renal Abscess：腎膿瘍
    ① Community acquired：市中感染
    ② Hospital acquired：院内感染
    ③ Renal abscess：腎膿瘍（外科的ドレナージを常に考慮する！）
3. Prostatitis：前立腺炎
    ① Community acquired：市中感染
    ② 前立腺の手術後
4. Meningitis：髄膜炎
    ① Community acquired：市中感染
    ② Hospital acquired：院内感染

5. Brain abscess：脳膿瘍
6. Infective endocarditis：感染性心内膜炎
    ① Subacute：亜急性
    ② Acute：急性
7. Biliary infection：胆道系感染症
8. Liver abscess：肝膿瘍
9. Peritonitis：腹膜炎
    ① Primary bacterial peritonitis（肝硬変，ネフローゼ症候群に伴う）
    ② Secondary bacterial peritonitis（消化管穿孔など）
    ③ CAPD peritonitis（腹膜透析に伴う腹膜炎）
10. Pelvic inflammatory disease：骨盤内感染
11. Osteomyelitis：骨髄炎
12. Septic arthritis：敗血症性関節炎
13. Tonsillitis：扁桃炎
14. Peritonsillitis：扁桃周囲炎
    Peritonsillar abscess：扁桃周囲膿瘍
    Parapharyngeal space infection：咽頭周囲感染
15. Epiglottitis：喉頭蓋炎
16. Sinusitis：副鼻腔炎
17. Otitis media：中耳炎
18. Cellulitis：蜂窩織炎
    ① 循環障害のない場合
    ② 循環障害のある場合：Diabetic foot ulcer infection（糖尿病性足壊疽感染），Decubitus wound infection（褥創感染）
19. Necrotizing cellulitis：壊死性蜂窩織炎
    Necrotizing fasciitis：壊死性筋膜炎
    Necrotizing myositis：壊死性筋炎
20. Intravascular catheter infection：血管内カテーテル感染
    Septic thrombophlebitis：敗血症性血栓性静脈炎
21. Sepsis：敗血症
    ① Commnity acquired：市中感染
    ② Hospital acquired：院内感染
22. Neutropenic fever：好中球減少者の発熱

其の 8　妊娠・授乳期の抗菌薬療法　　　　　　　　169
比較的安全な薬剤って何？

其の 9　抗菌薬のアレルギーについて　　　　　　　　173
　　　　ペニシリン系でだめならセフェム系もだめ？

其の 10　抗菌薬の併用療法　　　　　　　　　　　　177
　　　　併用した場合の欠点は？

其の 11　感染症におけるステロイド療法　　　　　　183
　　　　感染症ならステロイドはだめじゃないの？

其の 12　MIC と MBC　　　　　　　　　　　　　　187
　　　　聞いたことはあるけどなんだっけ？

其の 13　腎機能障害時の抗菌薬療法の原則　　　　　191
　　　　いつも適当に投与量を決定していませんか？

コラム
1. 可能なかぎり早期に抗菌薬を投与すべき感染症とは？　12
2. 各種細菌の特殊染色　27
3. 欧米におけるアミノグリコシド系抗菌薬の投与法　45
4. リファンピシン（RFP）は MRSA に効く？　60
5. 真菌感染におけるアンホテリシン B（AMPH-B）とフルコナゾール（FLCZ）およびミカファンギン（MCFG）の感受性の違いについて　85
6. グラム染色による抗菌薬の選択法　94
7. アミノグリコシド系抗菌薬の1日1回投与法と PAE（post antibiotic effect）　130
8. 血管内カテーテル感染の起因菌について　130

索引
細菌名索引　198
抗菌薬名索引　207
その他の索引　214

本文レイアウト　渡辺美知子デザイン室／装丁　（有）フラグメント

其の1
感染症を疑った時の基本的考え方と診断までのアプローチ

下記のCASEから何を考えますか？

CASE 1

『急性心筋梗塞で入院している．全身状態は良好であったが血液検査上，CRP（C反応性蛋白）8.3 mg/dlであり，微熱も伴っているため原因不明ではあったが，何らかの感染症を疑って抗菌薬を投与した．この判断は正しいだろうか？』

CASE 2

『86歳男性，意識障害を主訴に入院．発熱はなかったが，血圧90 mmHg台で頻脈を伴っていた．検査上著明なアシドーシスと，炎症反応の軽度上昇を伴っていた．頭部CTで明らかな異常がないため脳梗塞を考え経過を追った．その後，ショック状態になり乏尿になった．いったい何が起きたのだろうか？』

感染症について，何がわからないかが
わからない方はまずここから．

この項目の **ポイント！** と使い方

- この項目では感染症診療の基本原則を知ることができます
- 他の項を読む前に通読すると他の項目の理解が深まります
- 最も重要なことは患者をよく診ること！　これにつきます

目次

1. 各種感染症の感染臓器特異的な起因菌を想定し，それらに対する適切な抗菌薬を投与する（➡3 頁）．
2. 重症ほど早めに培養検査を行い，できるかぎり早く抗菌薬投与を開始する（➡3 頁）．
3. 重症ほどある程度の広範囲の菌をカバーする抗菌薬が必要（➡4 頁）．
4. 重症例には殺菌性抗菌薬を投与する（➡4 頁）．
5. 起因菌の検出に努める（➡4 頁）．
6. 培養結果を慎重に解釈する（➡5 頁）．
7. 起因菌検出後はそれに合わせた治療を行う（➡6 頁）．
8. 患者の個々の状況に合わせる（➡6 頁）．
9. 患者を毎日注意深く観察する（➡7 頁）．
10. 適切な量と投与期間を決定する（➡7 頁）．
11. 高齢者は特異的な所見が出現しにくい（➡8 頁）．
12. CRP に診断的意義はない（➡8 頁）．
13. 発熱をきたす疾患は感染症だけではない（➡9 頁）．
    （発熱の鑑別疾患）
14. 不明熱（FUO：fever of unknown origin）とは？（➡11 頁）．
15. 敗血症（sepsis）の定義と敗血症を疑うサイン（➡11 頁）．

基本原則

感染症を疑った場合，感染臓器と起因菌の同定に努め，抗菌薬はその適応と種類，投与量を厳密に決定する．決して解熱剤と同様に考えてはいけない！

感染症治療と抗菌薬投与のポイント

1. 各種感染症の感染臓器特異的な起因菌を想定し，それらに対する適切な抗菌薬を投与する．

例）市中肺炎を起こす細菌

Streptococcus pneumoniae（肺炎球菌），*Haemophilus influenzae*（インフルエンザ菌），*Klebsiella pneumoniae*（肺炎桿菌），*Staphylococcus aureus*（黄色ブドウ球菌），*Mycoplasma pneumoniae*（マイコプラズマ），*Legionella pneumophila*（レジオネラ），*Chlamydophila pneumoniae*（肺炎クラミジア），*Chlamydophila psittaci*（オウム病クラミジア），口腔内嫌気性菌などが挙げられる．

一般に *Escherichia coli*（大腸菌）や *Enterococcus* sp., *Campylobacter jejuni* などは肺炎を起こす起因菌にはならない．つまり，肺炎を鑑別に挙げた場合，上記のような臓器特異的な起因菌を想定し，これに合わせて抗菌薬を選択することが Key Point！である．

2. 重症ほど早めに培養検査を行い，できるかぎり早く抗菌薬投与を開始する．

例）緊急に治療を開始すべき感染症

細菌性髄膜炎，敗血症性ショック，好中球減少者の発熱，腹膜透析に伴う腹膜炎などは感染症では緊急事態である．できるかぎり早期に抗菌薬投与を行う．

3. 重症ほどある程度の広範囲の菌をカバーする抗菌薬が必要．

例）細菌性髄膜炎では起因菌の同定を待つ前に抗菌薬治療の開始が必要である．

　細菌性髄膜炎では考えうる起因菌をすべてカバーできる抗菌薬の投与が必要である．一般には，アンピシリン（ABPC）およびセフォタキシム（CTX）またはセフトリアキソン（CTRX）を組み合わせて投与する．これにより *Streptococcus pneumoniae*（肺炎球菌），*Haemophilus influenzae*（インフルエンザ菌），*Staphylococcus aureus*（黄色ブドウ球菌），*Listeria monocytogenes*（リステリア）などの髄膜炎起因菌を広くカバーすることが可能である．

　また，最近増加してきているペニシリン耐性肺炎球菌（PISP，PRSP）の可能性を考慮して，バンコマイシン（VCM）を上記に追加する．

　もし，リステリアが否定されればアンピシリンは追加しなくてもよい．

4. 重症例には殺菌性抗菌薬を投与する．

例）原因不明な重症肺炎，例えば肺炎球菌などに対しては静菌的効果しかないマクロライド系抗菌薬剤のみを投与するのは不十分であり，一般細菌の場合，βラクタム剤，ニューキノロン系などの殺菌的抗菌薬剤の投与が必要である．重症例であればあるほど殺菌的な抗菌薬の投与が必要である．

5. 起因菌の検出に努める．

　起因菌の検出は感染症診療上最も重要であるが，実際の臨床の場ではむしろ軽視されがちである．肺炎や腎盂腎炎の診断は得ても，原因となっている細菌が同定されていなければ，感染経路や適切な抗菌薬が投与されているかがわからないままになる．

例) 肺炎の症例にセフォチアム（第二世代セフェム系抗菌薬）の投与を行った場合，*Streptococcus pneumoniae*（肺炎球菌），*Haemophilus influenzae*（インフルエンザ菌），*Klebsiella pneumoniae*（肺炎桿菌）などであれば効果が期待できるが，*Mycoplasma pneumoniae*（マイコプラズマ），*Legionella pneumophila*（レジオネラ）などが起因菌であった場合はセフェム系抗菌薬では効果は期待できない．起因菌が検出されないままでは治療が困難になるケースも多い．

6. 培養結果を慎重に解釈する．

別項目（其の3　培養検査　検体の採取から保存，解釈まで）にて説明は加えるが，培養検査はさまざまなバイアスを受ける．

検体採取，検体保存，検査自体，また結果そのものの解釈など．検体自体が培養に不適当なものであれば当然結果も不正確である．また，培養結果が常在菌（normal flora：ノーマルフローラ）を検出している場合もある．

例) 喀痰培養にてα-*Streptococcus*，*Neisseria* sp. などは常在菌であり気道感染の起因菌ではない．

例) 培養からは検出されるが，臨床的に感染が成立していない場合もある．

長期に尿路カテーテルを留置されている患者の尿培養からはカンジダが検出されることが多いが，実際に臨床上問題になることは少ない．

このような場合，colonization（コロニー形成）という．

例) 血液培養にて表皮ブドウ球菌（*Staphylococcus epidermidis*）やグラム陽性桿菌（嫌気性菌）が検出されることがある．しかしこれらは通常感染の起因菌ではなく，皮膚や指先に常在する細菌が混入したことによるものである．

このような場合，contamination（汚染）という．

例）淋病（淋菌：*Neisseria gonorrhoeae*）を疑った場合，培養検体の尿道分泌液は細菌が死滅しないように冷所を避けて保存する．

このように培養検査ひとつをとってもケースバイケースの判断が必要である．

7．起因菌検出後はそれに合わせた治療を行う．

初期治療で投与した抗菌薬はスペクトラムの広いものに偏りがちである．

起因菌が検出され感受性が明らかになってからもスペクトラムの広い抗菌薬を投与し続けていると耐性化，耐性菌の出現を招くおそれがある．

例）*Enterococcus* sp.（腸球菌，特に *Enterococcus faecium*）の尿路感染症にバンコマイシン（VCM）の投与を長期間続けた場合，VRE（バンコマイシン耐性腸球菌）の出現を招くおそれがある．

Enterococcus sp.（腸球菌）であれば，アンピシリン（ABPC）とゲンタマイシン（GM）併用に変更すべきである．

例）肺炎球菌性肺炎で感受性が PSSP（penicillin sensitive *Streptococcus pneumoniae*）である場合，ペニシリン G（PCG）やアンピシリン（ABPC）を投与すべきである．

このように，原則として起因菌検出後は感受性に応じ，より狭いスペクトラムの抗菌薬（ターゲットを絞った治療薬）に変更すべきである．

8．患者の個々の状況に合わせる．

年齢や基礎疾患などにより患者の状況は個々に異なる．詳細は別項に譲るが，状況に合わせた抗菌薬投与が必要である．

（副作用，アレルギー，肝障害，腎障害，体重，妊娠，授乳など）

例）ペニシリンアレルギーの患者にβラクタム系抗菌薬剤をあえて使う必要はなく，他系統のマクロライド系やニューキノロン系などを考慮すべきである．

例）腎機能障害のある場合，糸球体濾過率（GFR）に応じ投与量を増減させることが必要である．

例）妊娠中であれば，胎児への悪影響などを考慮しテトラサイクリン系，ニューキノロン系，ST合剤は禁忌である．

9．患者を毎日注意深く観察する．

　患者の治療効果の判定は，血液検査からのみわかるものではない．通常，肺炎症例であれば治療とともに呼吸状態が改善するし，尿路感染症であれば頻尿や下腹部痛が改善するだろう．それに伴って血液検査は改善していくのが普通である．患者の状態を強く反映するのは患者の自覚症状や，身体所見などである．また，グラム染色もリアルタイムに経過を追うものとして有効な手段である．培養検査を経過観察に利用してはいけないし，血液検査結果を過信することも"してはならないこと"の一つである．患者とコミュニケーションをとり，患者から直接情報を得る姿勢が重要である．

10．適切な量と投与期間を決定する．

　治療に必要な十分量を必要な期間だけ投与することが大切であるが，実際の臨床の現況では投与量が必要な量よりも少なく，治療期間も必要な期間よりも短いことがしばしばある．また，治療期間が十分なはずでも投与量が少なければ十分な治療効果は現れにくい．このような状況では治療効果が不十分となるだけでなく，副作用や耐性菌の出現，菌交代現象を招くなどの問題が生じる．

例） α-Streptococcus による亜急性感染性心内膜炎症例ではペニシリン G（PCG）の大量投与が少なくとも 4 週間は必要である．
ペニシリン G：1,600 万〜2,400 万単位/日が標準投与量である．
肺炎などに用いる量（800 万〜1,200 万単位/日）では投与量が不足することは容易にわかるだろう．

例） 肺炎患者にピペラシリン（PIPC）2 g/日投与していたとする．効果が十分でなかったのでイミペネム・シラスタチン（IPM/CS）2 g/日へ変更し劇的に改善したケースがあるとしよう．おそらく多くの臨床医はイミペネム/シラスタチンが奏効したと考えるであろうが，ここで一つ考慮すべきことがある．ピペラシリンの投与量が十分であったか？　ということである．実際，米国では 8 g/日以上は投与する．もちろん体格差もあるが，薬剤の分布容量を考慮してもやはり本邦の投与量の設定はかなり低く抑えられていると考えるべきだろう．
　そうすると，ピペラシリン 8 g/日投与すれば十分効果があった可能性も否定できない．このように，単純に投与量の問題であることもある．

11．高齢者は特異的な所見が出現しにくい．

　高齢者は感染臓器に特異的な症状が出現しにくいだけでなく，重篤な感染症であっても発熱などの身体所見を認めない場合が少なくない．臨床では発熱は感染症の重要な身体所見の一つであるが，高齢者では『熱がないから感染症ではない，大丈夫』という過信は非常に危険である．

12．CRP に診断的意義はない．

　感染症診療において重要なことは，患者から感染臓器を推定し，

診療を進めていくことである．しかし，一般臨床医は患者の病歴や身体所見を十分に得ようとすることなく血液検査，特に CRP（C 反応性蛋白）に頼りがちである．

発熱＋CRP 高値＝感染症！

という単純な思考過程が安易な抗菌薬治療を生む．このことは，感染臓器の推定，起因菌の同定（同定するための培養検査）といった重要な要素が含まれておらず，診断的価値は低いといってよい．

患者病歴＋患者の理学的所見＋培養検査＋感染臓器推定＝
　　　　　　　　　　　　感染症診断→適切な抗菌薬投与

また，CRP は重症度評価においても不十分である．別々の患者が同じ疾患に罹患した時に同じ CRP を示すだろうか？　答えは『ノー』である．客観性に乏しい指標であり，低い数値であっても重篤な状態であることも珍しくはない．有用性は同一患者での経過観察に用いられるぐらいである．しかし，これさえもリアルタイムに病状を反映するわけでもなく，客観的な指標の中では，グラム染色や肺炎症例における呼吸状態などのように身体所見をはじめとする臨床情報ほど有用ではない．臨床では CRP を過信しがちであるが，以上のような点に注意することが大切である．これは特に強調しておきたい．

13．発熱をきたす疾患は感染症だけではない．

下記に示すが，発熱が主症状である疾患の多くは感染症であることは間違いない．しかし，実際の臨床では，原因不明の発熱でさまざまな検査がなされ，結局治療が遅れるケースも稀ではない．

（発熱の鑑別疾患）

① **感染症**：発熱を認める疾患としては過半数を占める．
　● 呼吸器・尿路感染症，腸炎，肝・胆道系感染症，敗血症，骨関節感染（骨髄炎）
　● 中枢神経感染症（髄膜炎，脳膿瘍）

- ウイルス感染（特にインフルエンザ，EBV，HIV，CMV）
- ツツガムシ病，ライム病，ワイル病，アメーバ赤痢，アメーバ性肝膿瘍
- マラリア，エキノコックス

> **Point**
> ━━━━━━━━━━━━━━━━━━━━━━
> **一般的な感染症以外にぜひ記憶に
> とどめてほしいのは**
>
> 結核，感染性心内膜炎，深部膿瘍

② **悪性腫瘍**

> **Point**
> ━━━━━━━━━━━━━━━━━━━━━━
> **発熱を認める有名な腫瘍性疾患3つ**
>
> 悪性リンパ腫，腎細胞癌，肝細胞癌

- 肺癌，胃癌，膵臓癌，転移性腫瘍，白血病
- 骨髄異型性症候群，血球貪食症候群など血液疾患は発熱を伴うことが多い．

③ **膠原病**

発熱をきたす膠原病は特に血管炎を伴っているものが多い．
- 大動脈炎症候群（高安病），側頭動脈炎，結節性多発性動脈炎，ベーチェット病，SLE，悪性関節リウマチ，関節リウマチ，皮膚筋炎

④ **その他**

意外な発熱の原因！
こんな疾患に抗菌薬を投与していませんか？
- 急性心筋梗塞，急性大動脈解離，肺血栓塞栓症，急性うっ血性心不全
- 甲状腺機能亢進症，亜急性甲状腺炎

- 肝硬変症，潰瘍性大腸炎，クローン病，急性膵炎（明らかな感染があれば可）
- 薬剤熱，アレルギー，貧血，脱水，脚気

14. 不明熱（FUO：fever of unknown origin）とは？

【定義】

- 発熱期間に 38.3 度以上（101.0°F）の発熱をたびたび認める
- 発熱は 3 週間以上継続する
- 血液検査，各種培養，X 線検査でも原因不明

Point

このような状況でまず思い浮かべるべき疾患は？

結核，亜急性感染性心内膜炎，腹部深部膿瘍，
悪性リンパ腫，悪性腫瘍，血管炎

15. 敗血症（sepsis）の定義と敗血症を疑うサイン

SIRS（systemic inflammatory response syndrome）

SIRSとは？（これらの項目を 2 つ以上満たす場合）
- 発熱＞38℃ または低体温（＜36℃）
- 脈拍＞90 回/分
- 呼吸回数＞20 回/分
- 末梢血白血球数＞12,000/mm^3，または＜4,000/mm^3 または末梢血に 10％以上の幼弱な白血球（特に好中球）を認める場合

SIRS（systemic inflammatory response syndrome）の兆候があり，

其の1　感染症を疑った時の基本的考え方と診断までのアプローチ

腎盂腎炎，肺炎，胆道系感染など，明らかに感染症があると考えられる時，敗血症と定義される．必ずしも白血球数の異常がなくとも上記の他の3つの理学的所見の異常があれば臨床的敗血症とみなして対応する．

また，敗血症を疑うサインとは何か？

Point

敗血症を疑うサイン*

- 原因不明の意識障害，不安定な精神状態
- 低体温
- 代謝性アシドーシス，酸血症
- 呼吸器疾患が否定的な状況での呼吸障害，頻呼吸，低酸素血症
- 急速に進む乏尿，無尿（腎機能障害），肝機能障害（多臓器不全）
- 昇圧剤に対する反応の乏しい血圧低下

*これらは著者が経験してきた実際の症例より得たものである．

Column

可能なかぎり早期に抗菌薬を投与すべき感染症とは？

以下の状態が疑われた場合，血液培養を含む最低限の培養検査をした後，早期に適切な抗菌薬を投与すべき感染症である．

細菌性髄膜炎，好中球減少者の発熱，腹膜透析患者の腹膜炎，敗血症性ショック

これらはぜひ記憶する必要がある．

冒頭の解説

CASE 1

『急性心筋梗塞で入院している．全身状態は良好であったが血液検査上，CRP（C反応性蛋白）8.3 mg/dlであり，微熱も伴っているため原因不明ではあったが，何らかの感染症を疑って抗菌薬を投与した．この判断は正しいだろうか？』

【解説】

この症例で担当医はCRP陽性のみで感染症を判断している．感染症診療は患者をよく診て，感染臓器を推定し，培養検査などの診断に関わる検査を施行し，そのうえで経験的治療（empiric therapy）をする．CASE 1の対処は重要な診療のプロセスを大きく逸脱するものである．また，心筋梗塞では発熱を伴う症例もあるので，感染症の可能性が低い場合，経過観察でよいと考える．

CASE 2

『86歳男性，意識障害を主訴に入院．発熱はなかったが，血圧90 mmHg台で頻脈を伴っていた．検査上著明なアシドーシスと，炎症反応の軽度上昇を伴っていた．頭部CTで明らかな異常がないため脳梗塞を考え経過を追った．その後，ショック状態になり乏尿になった．いったい何が起きたのだろうか？』

【解説】

さまざまな疾患の可能性を考慮する必要はあるが，感染症であるとする立場で解釈すれば，血圧低下（ショック状態），頻脈を認め，意識障害，アシドーシスなどの末梢循環不全を伴っており，敗血症による敗血症性ショックを考慮する必要があろう．このような場合，実際の臨床では血液培養を早急に採取し，抗菌薬投与を行う必要がある．診断を待たずして治療に移る必要があり，感

染症領域では medical emergency である．

参考図書
1. Gorbach SL, Bartlett JG, Blacklow NR：Infectious Diseases, 2nd ed. Saunders, 1998
2. Gates RH：Infectious Disease Secrets. Hanley & Belfus, 2003
3. Gantz NM, Brown RB, Berk SL, Esposito AL, Gleckman RA：Manual of Clinical Problems in Infectious Disease, 4th ed. Lippincott Williams & Willkins, 1999
4. Betts RF, Chapman SW, Penn RL：A Practical Approach To Infectious Diseases, 5th ed. Lippincott Williams & Willkins, 2003

参考文献
1. 古川恵一：各種感染症に対する初期治療薬の選択はいかにあるべきか．*JIM* 12：1006-1012，2002

他，聖路加国際病院における感染症カンファレンスの内容を参考にさせていただいた．

其の2

グラム染色の意義・方法・解釈

下記の CASE から何を考えますか？

CASE 1

『発熱，呼吸困難を主訴に来院．胸部 X 線上，右肺野浸潤影を認め，肺炎の診断を得た．喀痰を採取し，グラム染色を行った．さまざまな形態の菌に白血球，上皮細胞を認めたため起因菌と判断，抗菌薬の投与を開始した．』

CASE 2

『下に示す標本を評価しましょう．』

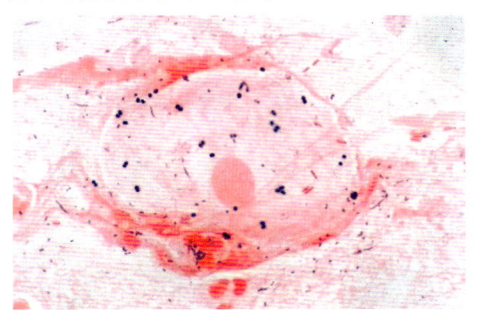

このような CASE を解釈できるようにしましょう

グラム染色って何？　という方は
ここを読んでください！

この項目の**ポイント！**と使い方

- 基本的手技であるグラム染色がいかに臨床上有用かがわかります
- グラム染色の方法がわかります
- 代表的な細菌のグラム染色所見がどのようなものか？ グラム染色で十分に判別できる細菌があることがわかります

目次

1. グラム染色の有用性 （→17頁）
2. 検査検体について→よい検体とはどのような検体か？ （→18頁）
3. 標本の作成 （→20頁）
4. グラム染色 （→21頁）
5. グラム染色の評価　そのチェックポイント（→22頁）
6. 実際のグラム染色標本とその評価（→23頁）

　　Staphylococcus aureus（黄色ブドウ球菌）　23

　　Streptococcus pneumoniae（肺炎球菌　*Pneumococcus* ともいう）　24

　　Streptococcus sp.（連鎖球菌）　24

　　Corynebacterium diphtheriae（ジフテリア）　24

　　Neisseria gonorrhoeae（淋菌）　25

　　Moraxella catarrhalis（モラキセラ　カタラーリス）　25

　　Escherichia coli（大腸菌）　25

　　Klebsiella pneumoniae（肺炎桿菌）　26

　　Haemophilus influenzae（インフルエンザ菌）　26

基本原則

よい検体，よい染色によってのみ評価に値するグラム染色標本ができる．よい標本とは何かを理解することが重要である

1．グラム染色の有用性

・起因菌の推定

グラム陽性（クリスタル紫により濃紫色），陰性（サフラニン赤により赤色）といった性状，球菌，桿菌といった形態より4つに分類される．以下は観察される主な細菌である．

> **POINT**
>
> **グラム染色で主に鑑別できる細菌**
>
> ●グラム陽性球菌
> ブドウ球菌の種類を判別することは不可能．
> ・*Staphylococcus aureus*（黄色ブドウ球菌），MRSA, *Staphylococcus epidermidis*（表皮ブドウ球菌）
> ・*Streptococcus* sp.（連鎖球菌），*Enterococcus* sp.（腸球菌），*Streptococcus pneumoniae*（肺炎球菌）
> ●グラム陽性桿菌
> *Listeria monocytogenes*（リステリア）
> ●グラム陰性球菌
> *Neisseria gonorrhoeae*（淋菌）
> *Moraxella catarrhalis*
> ●グラム陰性桿菌
> 習熟すると菌体の大きさである程度の鑑別が可能
> 小さい：*Pseudomonas* sp.（緑膿菌を含む），*Stenotrophomonas maltophilia*
> 大きい：*Escherichia coli*, *Proteus mirabilis*, *Klebsiella*

> sp.（肺炎桿菌などを含む）
> 球桿菌：*Haemophilus influenzae*（インフルエンザ菌）

　また，嚥下性肺炎や腹腔内膿瘍などで起因菌となりうる，培養困難な嫌気性菌の推定，明らかな感染症の疑いがありながら細菌を認めない場合，ウイルス，マイコプラズマなどの異型肺炎の起因菌，リケッチア，抗酸菌（結核菌，非定型抗酸菌）などの可能性を推定できる．

・培養結果の判定の補助

　グラム染色で多数のグラム陽性菌が見えていたにもかかわらず培養でグラム陰性菌が検出されれば培養結果は真の起因菌を検出したのではない可能性がある．培養検査自体の問題を推定できる．

・治療効果の判定，経過観察

　治療に伴って菌量，白血球の減少を認め，血液検査やその他X線写真などに比べリアルタイムに経過を追える．また，治療経過に伴って生じる菌交代現象の発見にも応用できる．

2. 検査検体について→よい検体とはどのような検体か？

・喀痰

　できるだけ口腔内の常在菌の混入を防ぐ必要があり，可能なら検体の採取の前にうがいをする．気道感染に伴った喀痰は黄色粘稠である．低倍率（100倍）で多核白血球が少なく（＜25個），10個以上の上皮細胞が認められる場合は，口腔内の分泌物であり，染色，観察には不適当である．

・尿

　外陰部や皮膚の常在菌の混入を避けるため，培養検体でも同様であるが可能なかぎり中間尿の採取をする．

　遠心分離しない中間尿をグラム染色して，<u>高倍率（1,000倍）で検鏡して1視野に1個以上の細菌，8個以上の白血球を認めれ</u>

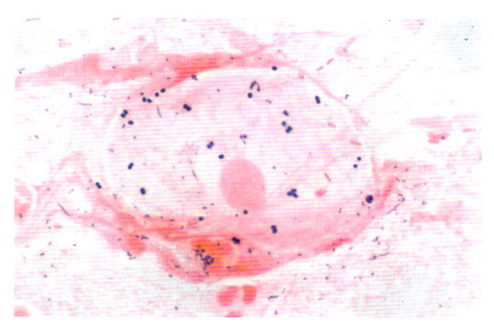

〈上皮細胞とは？〉
左の標本を見ると中央にグラム陰性に核が染まった大きな細胞が観察される．これが，上皮細胞であり，低倍率で多数（10個以上）認められた場合，染色には不適当な検体であることがわかる．

ば感染の可能性は高く，培養で定量すると 10^4〜10^5/ml の菌量を認めるとされている（尿培養で 10^4〜10^5/ml 以上の菌量は感染症が成立していると判断される菌量である）．

また，遠心分離した（2,000 rpm・5分間）中間尿のグラム染色の高倍率で1視野に1個以上細菌を認めれば定量培養で 10^4/ml 以上に相当し，5〜10個以上の白血球を認めれば膿尿とみなす．

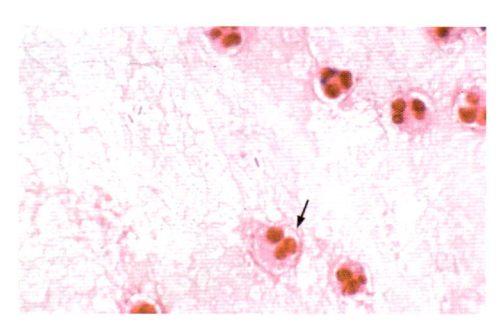

〈白血球とは？〉
左の図の矢印で示した細胞が白血球である．分葉した核を持っており，尿検体では高倍率で8個以上の白血球で感染症の可能性が高くなる．

・便

便のグラム染色は常在菌の混入もあり有用性は低く，便中白血球の存在で炎症の有無を判定する．

そのため一般にはメチレンブルー単染色が有用である．

ただし，*Campylobacter* sp.（カンピロバクター）のような，らせん状桿菌はその形態から鑑別が可能な場合がある．

・髄液，胸水，腹水

通常，無菌状態であり鏡検上，菌の存在を認め，他覚的にも所

見を認める場合，感染の可能性はかなり高い．検体は菌の検出のため遠心後（2,000〜3,000 回転/分を 5〜10 分），その沈渣を鏡検する．

　右の写真は *Streptococcus pneumoniae*（肺炎球菌）による髄膜炎の髄液のグラム染色標本である．

　遠心してから鏡検されており，白血球は形態がいびつで多少観察しにくいが，多数の白血球と写真中央にグラム陽性球菌が観察される．このように髄液などの本来無菌的な体液に白血球と細菌を認めた場合，強く感染を疑うことになる．

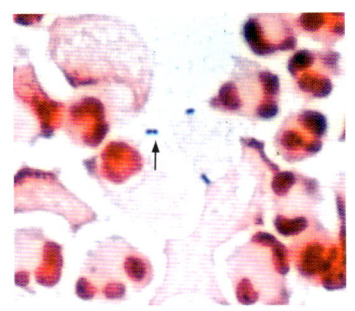

3．標本の作成

① 塗抹操作

　検査材料を観察後，必要な部位をスライドガラスに塗抹する．必要な部位とは喀痰では黄色膿性の部分であり，遠心後の検体ではその沈渣である．

　スライドガラスに塗抹する時，染色後の白血球の重なりを避けるため厚すぎないようにする．習熟するまではむしろ，薄く塗抹するほうがよい．

　塗抹が厚いとどうなるか？

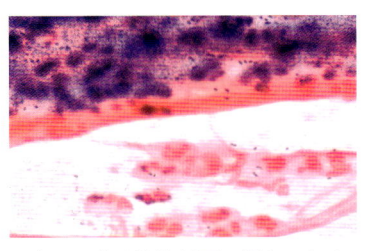

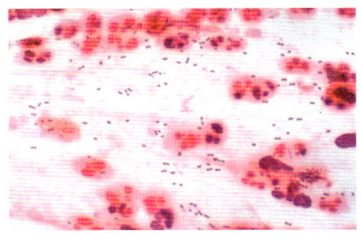

　左の写真は塗抹が厚い標本である．染色のムラが目立ち，十分な脱色もできない．このような標本では細菌のグラム陽性，陰性の判定も不可能になる．

　それに比べ，右の写真は塗抹が良好な標本である．比較的白血球の染色状態も均一で細胞核も赤色に観察される．このような標本が観察に向いている．

② 乾燥

自然乾燥を原則とするが，時間的に余裕がない場合，遠火で乾燥するか，フラン器などを使う．この際，火炎に近づけすぎないこと！

③ 固定

火炎固定を原則とする．目安として火炎通過後，手背の皮膚面に当ててみてやや熱い程度がよく，熱すぎる場合，固定過度の場合がある．固定が強すぎると標本自体が炭化し染色に耐えないものになる．

最近ではアルコール固定をする方法もある．

4．グラム染色

❶ 塗抹，乾燥，固定
❷ クリスタル紫液で染色する

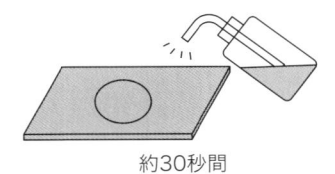

約30秒間

❹ ❸を水洗後，無水メタノールで脱色．検体の最も薄く延ばされた部分が無色透明になるくらいが目安．

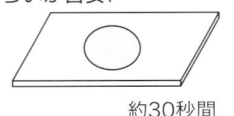

約30秒間

❻ ❺を水洗後，乾燥し鏡検する．

❸ ❷を水洗後，ルゴール液でプレパラートを覆う（少し長めに置いたほうがクリスタル紫が安定する）

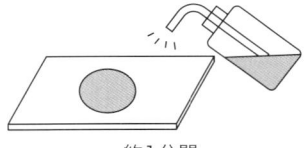

約1分間

❺ ❹を水洗後，サフラニン赤液で染色．

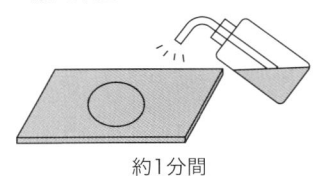

約1分間

5．グラム染色の評価　そのチェックポイント

検体採取
① 黄色膿性の喀痰か？　唾液が混じっていないか？
② 中間尿か？　外観上の混濁などはないか？
③ 腹水，胸水，髄液は混濁がないか？　遠心は必要か？

塗抹
① 白血球が重ならないように薄く延ばせたか？
② 遠心した検体はその沈渣をスライドガラスに延ばしたか？

染色
① 火が強すぎて過度に固定をしていないか？
② ルゴール液は十分に乗せたか？
③ 脱色は十分か？　また脱色しすぎということはないか？

評価
① 喀痰は低倍率（100倍）で上皮細胞が多くないか？（10個以下）
② 喀痰で白血球は多く認められるか？（25個以上）
③ クリスタル紫は十分に脱色されているか？
④ 脱色が強すぎないか？
　→脱色が強すぎて，陽性菌が陰性菌になっていないか？
⑤ 尿では細菌が観察できるか？　白血球は？
⑥ 腹水，胸水，髄液では細菌が観察されること自体が異常！
　→白血球が認められるということは何らかの炎症の存在を示唆する
⑦ 予想された細菌が観察されたか？
⑧ 多数の白血球を認めるが細菌を認めない．
　→臨床的には何を疑うか？

> **Point**
>
> - グラム染色されにくい細菌
>   *Mycoplasma pneumoniae*（マイコプラズマ），*Chlamydophila pneumoniae*（クラミジア），*Legionella pneumophila*（レジオネラ），*Mycobacterium* sp.（結核菌，非定型抗酸菌）
> - ウイルス，リケッチア感染
> - 抗菌薬投与後の検体の標本
> - 喘息発作時の喀痰（ギムザ染色で好酸球）

6. 実際のグラム染色標本とその評価

● *Staphylococcus aureus* （黄色ブドウ球菌）

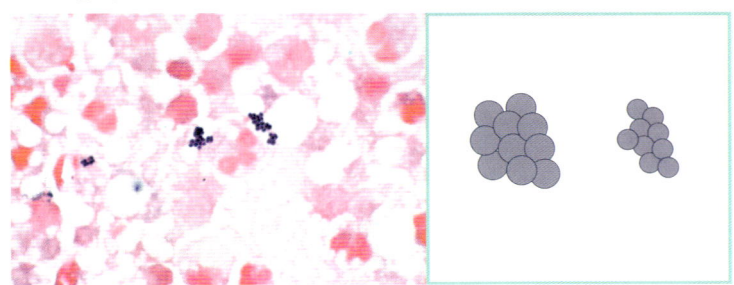

中央にブドウの房状のグラム陽性球菌の集簇が観察される．このように黄色ブドウ球菌では一つひとつの細菌が明瞭に観察されるのではなく，いくつかの細菌が集まった形で観察される．グラム染色では黄色ブドウ球菌と表皮ブドウ球菌の鑑別はできない．

● *Streptococcus pneumoniae*（肺炎球菌 Pneumococcus ともいう）

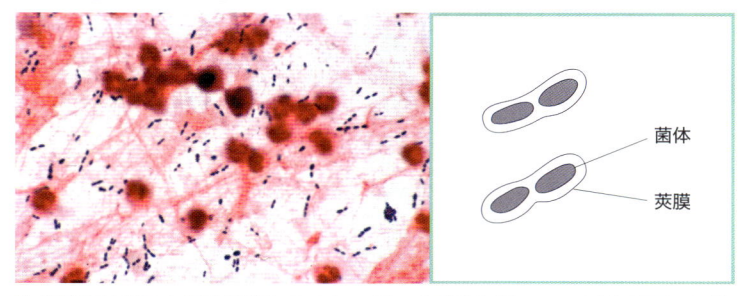

菌体
莢膜

肺炎球菌はグラム陽性球菌に含まれるが，典型的には2つの球菌が互いに並んだ双球菌として観察される．
また，菌体の周囲に染色されない部分が認められ，これが莢膜である．

● *Streptococcus* sp.（連鎖球菌）

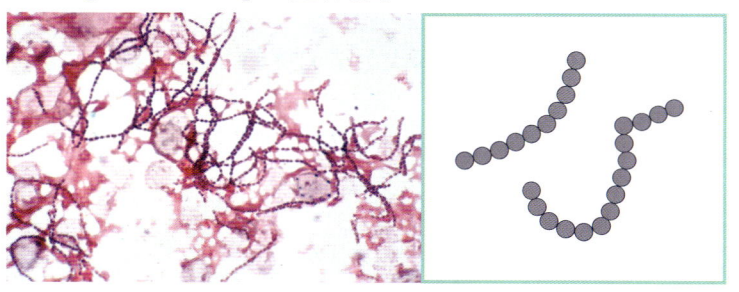

グラム陽性球菌が連なって認められる．右のイラストのように鎖のように観察されるのが連鎖球菌である．

● *Corynebacterium diphtheriae*（ジフテリア）

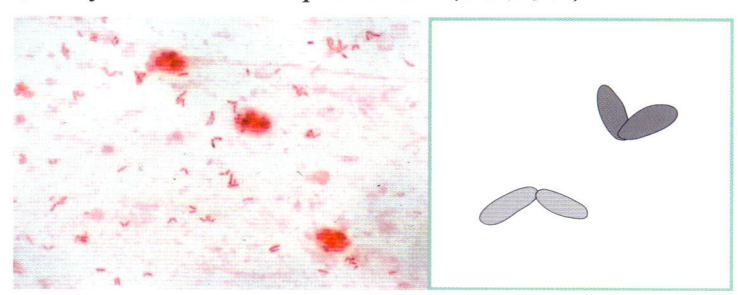

若干脱色が強い標本であるが，貴重であるので提示する．
これはグラム陽性桿菌であるが，L字状やブーメラン状に菌体を認めており，ジフテリアのグラム染色標本である．特殊染色ではナイセル染色を覚えておく．

● *Neisseria gonorrhoeae* （淋菌）

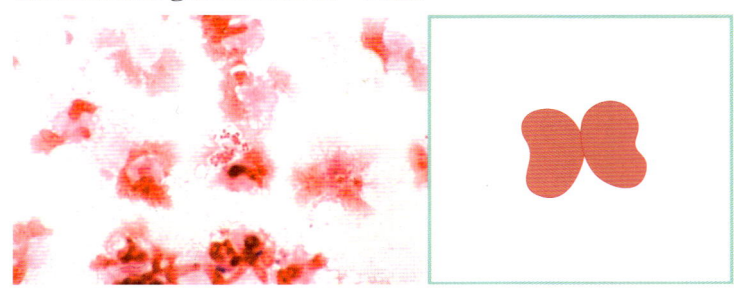

中央にグラム陰性球菌を認めている．個々の細菌が 2 つ並ぶように認められ，双球菌をなしている．
これは，淋病患者の尿のグラム染色標本である．白血球の形態は観察しにくいが，中央の細菌はわかると思う．

● *Moraxella catarrhalis* （モラキセラ　カタラーリス）

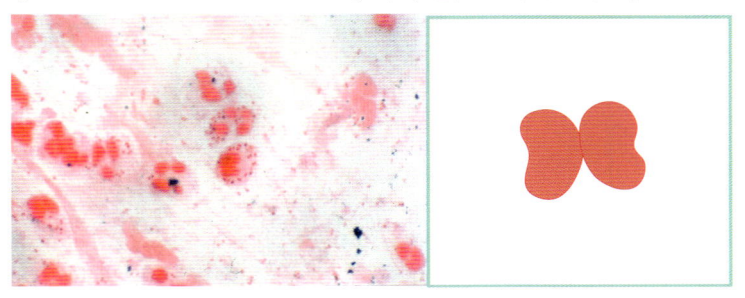

こちらもグラム陰性球菌であるが，白血球の細胞質内にソラ豆状の細菌が 2 つずつ並ぶように認められる．
Moraxella catarrhalis の肺炎患者の喀痰グラム染色像である．

● *Escherichia coli* （大腸菌）

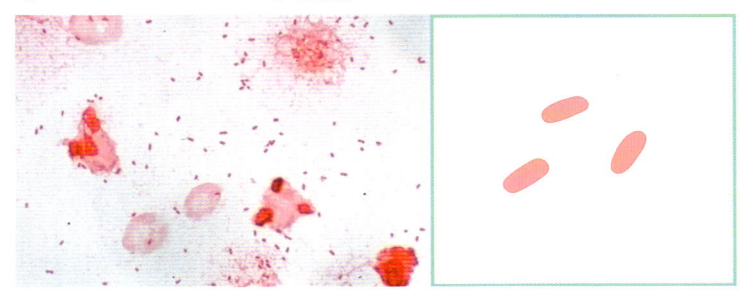

これは膀胱炎患者のグラム染色標本である．
白血球に加え，グラム陰性桿菌が多数認められる．

●*Klebsiella pneumoniae* (肺炎桿菌)

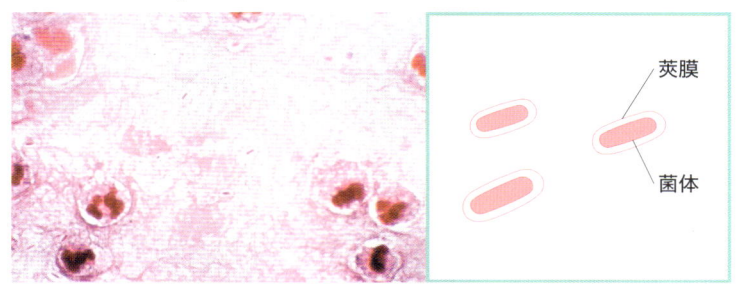

莢膜
菌体

肺炎患者のグラム染色標本である．散在するグラム陰性桿菌が観察される．菌体の周囲には莢膜が認められ，大腸菌と比べるとややサイズが大きいのがわかると思う（同倍率にて観察している）．

●*Haemophilus influenzae* (インフルエンザ菌)

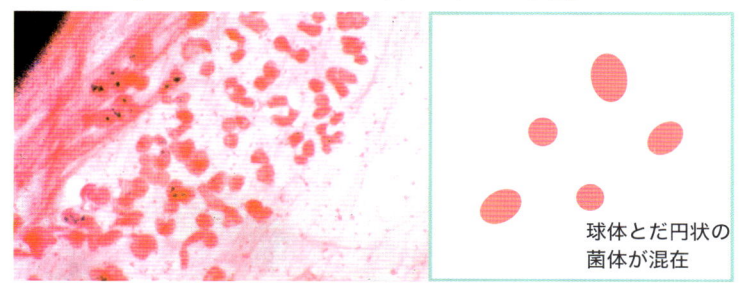

球体とだ円状の菌体が混在

肺炎患者のグラム染色標本である．写真の左方は脱色不良で観察に適さないが，右に移るにつれ白血球の染色性も均一になっている．このように同じプレパラートでも良好な部位を選んで観察することが可能である．この標本では多数の白血球に混じり，小さな点のようなグラム陰性短桿菌が観察される．これがインフルエンザ菌のグラム染色像である．

Column

各種細菌の特殊染色

グラム染色だけが細菌を観察できる染色法ではない．
以下に代表的なものを挙げる．
抗酸菌（チールニールセン）染色：結核菌，非定型抗酸菌
ナイセル染色（異染小体染色）：*Corynebacterium diphtheriae*（ジフテリア）
墨汁染色：*Cryptococcus neoformans*（クリプトコッカス）
銀染色：*Treponema pallidum*（梅毒）
ヒメネス染色：*Legionella pneumophila*（レジオネラ）
これらは比較的代表的であるので覚えておくと便利である．

冒頭の解説

CASE 1

『発熱，呼吸困難を主訴に来院．胸部 X 線上，右肺野浸潤影を認め，肺炎の診断を得た．喀痰を採取し，グラム染色を行った．さまざまな形態の菌に白血球，上皮細胞を認めたため起因菌と判断，抗菌薬の投与を開始した．』

【解説】

　肺炎症例の喀痰グラム染色で上皮細胞が多く認められる標本は，評価に不適当である．検体自体の問題である．

CASE 2

『下に示す標本を評価しましょう.』

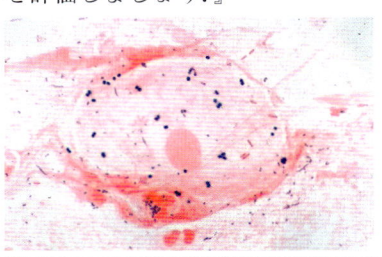

【解説】

低倍率のグラム染色標本である.

中央に核を伴った大きな細胞を認めている.

これは上皮細胞であり,喀痰標本であることがわかる.上皮細胞を認めた場合,評価に不適当な標本であると判断することが重要である.(CASE 1 参照)

参考図書

1. 岡田 定,西原崇創:内科レジデントアトラス.医学書院,2001
2. Gorbach SL, Bartlett JG, Blacklow NR:Infectious Diseases, 2nd ed. Saunders, 1998
3. Gantz NM, Brown RB, Berk SL, Esposito AL, Gleckman RA:Manual of Clinical Problems in Infectious Disease, 4th ed. Lippincott Williams & Willkins, 1999
4. Sleigh JD, Timbury MC:Notes on Medical Bacteriology, 5th ed. Churchill Livingstone, 1998

其の3
培養検査
検体の採取から
保存,解釈まで

こんな疑問に答えられますか？

CASE 1
『血液培養の検体ボトルが好気性，嫌気性の2種類に分かれている．血液を採取したが，まずどちらから注入すべきだろうか？』

CASE 2
『患者の便の検体を培養に提出しようとしたあなたは，腸管内には嫌気性菌が含まれるため嫌気性菌の検出をオーダーした．結果は培養されていなかった．なぜだろうか？』

CASE 3
『若年女性の尿培養の検体を冷蔵庫で保存した．冷所で検出されにくい細菌とは？』

左右は同じブドウ球菌ですが，色が違いますね？

左は黄色ブドウ球菌，右は表皮ブドウ球菌のコロニー像

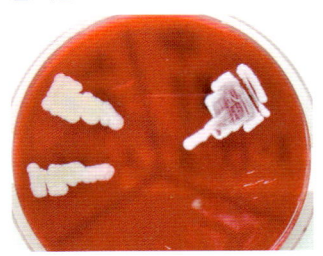

検体の採取法がわからない方，培養結果の細菌が本当に感染しているかがわからない方は必読！

この項目の**ポイント！**と使い方

- 培養検査で感染しているかどうかはわからない
- 培養検査の結果を鵜呑みしてはいけない！ことを理解して下さい
- 検体の適切な採取法
- 感染の可能性が低い細菌，可能性が高い細菌とはどのようなものか？

目次

1. 培養検査における一般的注意点（→31 頁）
2. 血液培養（実際の採取法：イラスト）（→33 頁）
3. 喀痰培養（→35 頁）
4. 尿培養（→37 頁）
5. 便，腸管洗浄液培養（→38 頁）
6. 腹水，胸水，深部膿瘍からの穿刺液（→40 頁）
7. 髄液（→42 頁）
8. 中心静脈カテーテルなどの先端部培養（→43 頁）
9. 胃液（→45 頁）
10. 咽頭粘液などのカルチュレット，スワブで採取する検体（→46 頁）

> **基本原則**
>
> 適応があり，適切な検体を採取，保存してのみ良好な培養検査が得られる．

1．培養検査における一般的注意点

培養検査は基本原則を守れば良好な結果が期待できるが，検体の採取や保存といったさまざまな部分でバイアスがかかる検査でもある．以下の点にまず注意し培養検体を検査室へ提出する．詳細は各項目参照．

① 採取
1. 可能であるかぎり発熱初期，抗菌薬投与前に採取する．検体量は適量を採取．
   - 例）好気性，嫌気性の2種類のボトルに分かれた血液培養の場合，検体量は通常 10 ml は最低必要である．
   - 例）中心静脈カテーテルの先端部培養（カテーテルチップ）はロールプレート法の場合，規定の長さが必要である（通常 3～5 cm）．
2. 常在菌の混入，消毒薬の混入を可能なかぎり避ける．
   - 例）尿培養は可能なかぎり中間尿
   - 例）消毒部位に触れないように検体を採取
3. 検体の乾燥を避ける：乾燥すると多くの微生物は死滅する．

② 保存
できるだけ早期に検査されることが望ましい．
保存は通常冷所．適切な容器で適切な量であることが大切．
原則として室温保存は禁！　これは，検体自体が培地になり，起因菌以外の細菌の増殖をもたらすからである．
嫌気性菌は適切に採取，保存されないと期待した結果は得られ

ない．嫌気性菌を特に疑う場合，嫌気ポーター（容器内に空気よりも重いガスが満たされている．間違っても逆さにしないこと！）を用いるか，容器いっぱいに検体を満たすことが必要である（死腔を減らし，とにかく空気に触れないようにする）．
- 例）血液培養ボトルは採取後フラン器で保存しているか？
- 例）髄膜炎を疑っているのに冷所保存していないか？

　Neisseria meningitidis（髄膜炎菌）は冷所で急速に死滅する．

③ 検体提出，検査項目の指示

　良好な検体を採取しても，どのような細菌が検出される可能性があるかを知っていなければ適切な検査の指示はできない．
- 例）便培養に嫌気性菌の検査をオーダーしていないか？
- 例）喀痰培養でルチーンに結核菌をオーダーしていないか？

④ 検査

　血液培養陽性例では特に迅速な対応が必要であるが，検査室での検査結果を迅速に報告するシステムになっているか？
　細菌によっては生育が遅く検出までに時間の要するものもある．適切な検体採取にもかかわらず結果が予測されたものと異なる場合，このようなことも考慮する．
- 例）亜急性心内膜炎の起因菌の一つである HACEK group ＊といわれる菌群は生育に時間がかかる細菌で検出が遅れる傾向にある．

　＊HACEK group（*Haemophilus parainfluenzae*，*Haemophilus aphrophilus*，*Actinobacillus*，*Cardiobacterium*，*Eikenella*，*Kingella*）

・結果の評価

　常在菌もしくは contamination（コンタミネーション；汚染）と起因菌の区別ができるか？
　本当に起因菌となりうる細菌が検出されているか？（検査が適切か？）

> 例）喀痰培養から検出された MRSA は本当に感染原因になっているだろうか？

　細菌の抗菌薬に対する感受性は時々刻々と変化する．以前の結果と比較するようにしたい．
　以下に各培養検査の詳細を説明する．

2. 血液培養

適応：原因不明の発熱患者は全例，血液培養の適応である．特に，前項に記述しているが，敗血症を強く疑う場合や抗菌薬治療に対する反応に乏しい場合，不明熱の患者などはよい適応である．

　また，できるかぎり抗菌薬治療開始前に血液培養を採取しておくようにする（意外な症例が菌血症である場合もある）．

　血液培養のための採血は異なる部位から少なくとも 2 セット採取するべきである．1 セットのみでは表皮ブドウ球菌などが陽性である場合，contamination（汚染）によるものかどうか判別困難である．2 セットとも同様の細菌が検出されれば真の菌血症である可能性が高い．一般に 2 セット以上採取するほうが 1 セットのみに比べ細菌の検出率も高くなる．

　結核菌については採取法や保存方法が異なる場合があるので検査室へ確認する．

採取：
① 血液採取部位を中心から円を描くようにイソジン液などの消毒液で消毒する

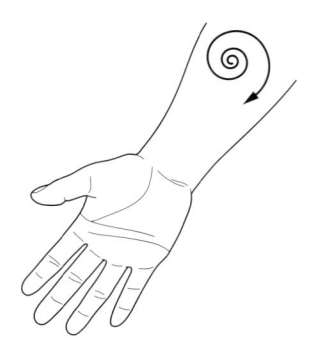

② 検体を採取．以下のことに注意！
　○滅菌手袋を使う
　○採取局所に触れないようにする
　○指示された量を採取（通常 10 ml 程度）

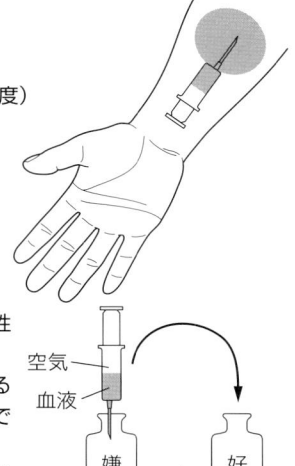

③ ボトルの刺入部を消毒し，まず嫌気性ボトルより検体を入れる→なぜか？好気性ボトルより入れると次に入れる嫌気性ボトルに空気が混入し，嫌気的でなくなる可能性がある

④ 検体をボトルへ移した後，すみやかに検査室に持っていくかフラン器へ入れる　室温放置は厳禁！

保存：採取した検体はすみやかに検査室へ提出する．困難な場合，フラン器へ移すようにする．

検査項目の指示：嫌気性ボトルに検体を採取した場合，嫌気性菌についても検査を依頼する．

　真菌については検査室へ必ず確認する．真菌陽性でも検査室が contamination（汚染）と判断する場合も稀にある．

　薬剤感受性については現在投与中の薬剤があればチェックする．

結果

　通常，検査室を有する一般病院では検査陽性の段階で各担当医へ報告されるシステムをもっている．このような場合では陽性の段階でグラム染色をされており，グラム陽性，陰性などの染色性や球菌，桿菌などの形態から起因菌を推定できる場合もある．特にグラム陽性球菌ではブドウ球菌か連鎖球菌かは形態から判断が可能である．早期に検出菌の染色性と形態を把握し，起因菌の推

定をすることが大切である．

培養同定の結果，*Staphylococcus aureus*（黄色ブドウ球菌）や *Candida* は1回でも検出された場合は有意と考えるべきである．contamination（汚染）の可能性は低い．複数菌が検出される場合もあり，必ずしも起因菌は単一とは限らない．

> **Point**
>
> ### 起因菌とは考えにくい細菌
>
> *Staphylococcus epidermidis*（表皮ブドウ球菌）に代表されるコアグラーゼ陰性ブドウ球菌や *Bacillus* などの好気性グラム陽性桿菌は採取の際に混入した可能性がある（contamination；汚染）．ただし，2回以上同様の細菌が検出された場合，起因菌である可能性が高い．

3．喀痰培養

適応：気道感染，特に細菌性肺炎，肺結核，ニューモシスチス・カリニ肺炎（特殊染色のみ），嚥下性肺炎など．人工呼吸器関連性の気道感染．

採取：抗菌薬投与前に採取することが望ましい．検体に適した喀痰とは黄色粘稠な部分を含むものである．可能であれば採取前にうがいをして口腔内の分泌物ができるだけ混じらないようにする．ニューモシスチス・カリニ肺炎は乾性咳で喀痰の排出が不良であることが多いため，高張食塩水によるネブライザーなどで喀痰を採取することもある．

保存：早急に採取後2時間以内に培地へ移すことが理想である．採取後2時間以上経過すると起因菌が検出されなくなる可能性が高くなる．もし不可能な場合，起因菌以外の細菌の増殖を防ぐため冷所保存とする．冷所保存は起因菌を含め急速に死滅するため，あくまでもやむを得ない場合とする．

検査項目の指示：痰を嫌気的に採取することは困難であるため嫌気性菌の培養は通常行わない．肺膿瘍や嚥下性肺炎，膿胸では嫌気性菌が起因菌であることが多いため，これらの疾患を疑った場合は直接穿刺・吸引した検体を採取して嫌気性菌のオーダーをすべきである．また，市中肺炎では真菌が起因菌であることは稀であるのでルーチンにはオーダーしない．結核はその病歴や客観的検査所見から疑われる場合にオーダーをする．

結果

マイコプラズマやクラミジアは通常血清抗体価より診断することが多い．

レジオネラは BCYE-α 培地が必要である．

Point

起因菌と考えられる細菌

●市中肺炎

＜細菌性肺炎＞

Streptococcus pneumoniae（肺炎球菌），*Haemophilus influenzae*（インフルエンザ菌），*Klebsiella pneumoniae*（肺炎桿菌：クレブシェラ），*Staphylococcus aureus*（黄色ブドウ球菌）

＜吸引性肺炎，肺膿瘍＞

Peptostreptococcus，*Fusobacterium*，*Prevotella* など原因となるのは主に上記の口腔内嫌気性菌や時に *Streptococcus* sp. である．

●院内肺炎（多くは誤嚥が関与する）

Klebsiella pneumoniae（肺炎桿菌：クレブシェラ），*Enterobacter aerogenes*（エンテロバクター），*Serratia marcescens*（霊菌：セラチア），*Pseudomonas aeruginosa*（緑膿菌），MRSA，*Fusobacterium*，*Peptostreptococcus*

などの口腔内嫌気性菌やグラム陰性桿菌を主体とする院内感染菌である．

> **Point**
> **起因菌とは考えにくい細菌**
>
> α-*Streptococcus* や *Neisseria* sp. は口腔内の常在菌であり起因菌とは考えにくい．喀痰の培養でこれらの細菌が検出された場合，検査に提出された検体は唾液を多く含むものであることが多い．

4．尿培養

適応：前立腺炎，膀胱炎，腎盂腎炎，腎膿瘍などの尿路感染症全般．
　尿路留置カテーテル挿入者は無症候性細菌尿を呈する場合も多く，尿培養が陽性であっても下部尿路の colonization（コロニー形成）の場合が多いことも考慮すべきである．

採取：可能なかぎり中間尿とする．

保存：常温で放置は厳禁である．冷所保存することになるが，注意すべき点として病歴より淋病を疑った場合，*Neisseria gonorrhoeae* は冷所で急速に死滅するので，尿道分泌液採取後は早急に培地へ移す必要がある．

検査項目の指示：明らかな尿路感染がある場合，可能なかぎりグラム染色を行うべきである．*Escherichia coli*（大腸菌）などはグラム染色で十分推定できる．
　また，原則として嫌気性菌はオーダーしない．
　尿路カテーテル留置者であるといったリスクがない人については *Neisseria gonorrhoeae* のオーダーはしない．

> **Point**
> ### 起因菌と考えられる細菌
>
> ●院外感染
>
> *Escherichia coli*（大腸菌），*Klebsiella pneumoniae*（肺炎桿菌：クレブシェラ），*Proteus mirabilis*（プロテウス），*Enterococcus* sp.（腸球菌）
>
> ●院内感染
>
> *Escherichia coli*（大腸菌），*Klebsiella pneumoniae*（肺炎桿菌：クレブシェラ），*Proteus vulgaris*（プロテウス），*Enterobacter* sp.（エンテロバクター），*Serratia marcescens*（霊菌：セラチア），*Pseudomonas aeruginosa*（緑膿菌），*Entereococcus* sp.（腸球菌），MRSA

> **Point**
> ### 起因菌とは考えにくい細菌
>
> 起因菌と同様の細菌が培養されたとしても必ずしも感染が成立していない場合もある．このような時に無症候性細菌尿の可能性も考慮する．
>
> また，尿路カテーテル留置者で，特に抗菌薬投与が行われている人では培養でしばしば *Candida* sp.（カンジダ）が検出されることがある．尿の外観上，膿尿であっても *Candida* sp. が腎盂腎炎の起因菌となることは少なく，下部尿路の colonization（コロニー形成）であるため注意が必要である．

5．便，腸管洗浄液培養

適応：腸炎は基本的に全例適応である．

採取：極少量で培養検体としては十分である．施設により採取方法が異なる場合もあるので検査室へ問い合わせること．

保存：冷所保存が基本である．

検査項目の指示：便培養から検出される細菌の同定にはそれぞれ個々に培地が異なる．そのため，どのような細菌を想定しているか，細菌名を考慮しオーダーすることが必要である．

　また，便は嫌気的に採取できないばかりか腸管内に常在菌として嫌気性菌は存在する．そのため嫌気性菌のオーダーは不要である．真菌も常在するため同様である．

　Clostridium difficile（偽膜性腸炎の起因菌となりうる）は嫌気性菌のため通常の培養検査では培養できない．通常，診断は毒素（CD toxin）の凝集反応で判別する．

結果

> **Point**
>
> ### 起因菌と考えられる細菌
>
> ●**市中感染**
>
> *Salmonella typhimurium*（サルモネラ菌），*Salmonella enteritidis*（サルモネラ菌），*Salmonella typhi*（腸チフス菌），*Salmonella paratyphi*（パラチフス菌），*Vibrio parahaemolyticus*（腸炎ビブリオ），*Vibrio cholerae*（コレラ菌），*Shigella* sp.（赤痢菌），*Escherichia coli*（病原性大腸菌，O-157 を含む），*Campylobacter jejuni*（カンピロバクター），*Campylobacter coli*（カンピロバクター），*Staphylococcus aureus*（黄色ブドウ球菌），*Bacillus cereus*，*Yersinia enterocolitica*（エルシニア，低温培養が必要である）
>
> ●**院内感染**
>
> *Clostridium difficile*
> MRSA

> **Point** 　起因菌とは考えにくい細菌
>
> 　便培養では記述してあるとおり，主要な起因菌ごとに特異的な培地を用いる．このため起因菌ではないケースを培養することは少ない．ただし，MRSAに関しては明らかに感染しているかどうかは臨床像も合わせ判断すべきである．
>
> 　*Candida*も抗菌薬を投与されている場合，陽性となりうるが，もともと常在菌であり，腸炎の起因菌となることは稀である．

6．腹水，胸水，深部膿瘍からの穿刺液

適応：原因不明の腹水，胸水や肺膿瘍や深部臓器膿瘍などの穿刺液．

採取：嫌気性菌を疑った場合，できるだけ大気に触れないように検体を容器へ移す．嫌気性菌の検体容器は嫌気ポーター（空気より重い気体が封入されており空気が混じらないようになっている．このため，容器を逆さにしない）を用いるのがよい．もし手元にない場合，容器を採取した検体でできるだけ満たす（可能なかぎり死腔を減らす）．

保存：当然早期に培地へ移すことが望ましいが，やむを得ない場合，冷所保存にする．ここでも大気に触れないように注意する．

検査項目の指示：膿瘍などではグラム染色でしばしば多数の細菌が認められる．細菌が認められなくても白血球の存在から炎症の有無を推定できる．好気性菌と嫌気性菌の培養オーダーをする．臨床状況にもよるが，必要であれば結核菌の塗抹，培養も行う．

結果

起因菌と考えられる細菌

- 肺膿瘍:*Bacteroides* sp., *Peptostreptococcus* sp., *Fusobacterium* sp., *Staphylococcus aureus*, *Klebsiella pneumoniae*, *Peptococcus*, *Streptococcus milleri*
- 膿胸:*Staphylococcus aureus*, *Streptococcus pneumoniae*, Group A *Streptococcus*, *Haemophilus influenzae*, *Klebsiella pneumoniae*, *Bacteroides* sp., *Streptococcus milleri*, *Fusobacterium*
- 腹膜炎:*Escherichia coli*, *Klebsiella pneumoniae*, *Klebsiella oxytoca*, *Proteus mirabilis*, Group A *Streptococcus*, *Enterobacter* sp., *Enterococcus* sp., *Bacteroides* sp.
- 肝膿瘍:腸内細菌科,特に,*Escherichia coli*, *Klebsiella pneumoniae*, *Bacteroides* sp., *Enterococcus* sp., 赤痢アメーバ
- CAPD 関連腹膜炎:*Staphylococcus epidermidis*, *Staphylococcus aureus*, *Escherichia coli*, *Klebsiella* sp., *Pseudomonas aeruginosa*, *Candida* sp., MRSA

起因菌とは考えにくい細菌

多様な細菌が検出されるが,contamination(汚染)が避けられた場合,起因菌である可能性は高い.

一方,培養で認められた細菌が起因菌のすべてを検出しているとは限らない.上記表中の細菌を参考に評価する.

7. 髄液

適応：髄膜炎，脳膿瘍，硬膜外膿瘍などの感染症が疑われた場合．ただし，脳内占拠性病変がある場合，脳圧が亢進していることが予想されるため採取に関しては十分に注意する．

採取：皮膚常在菌が混入することがあり，皮膚の消毒範囲を広く丁寧に行う．
　1〜10 ml 程度採取する．

保存：起因菌の一つである，*Neisseria meningitidis* が低温で死滅するため，もし早急に培地へ移せない場合はフラン器で保存する．

検査の項目：グラム染色は白血球の有無を鑑別するのみでも意義がある．また，明らかな髄膜炎では遠心後の沈渣で細菌が認められることが多い．
　培養は嫌気性菌のオーダーはしない．感染症領域では緊急事態であるので，現在投与中の抗菌薬が効果的かどうか？ を必ず感受性検査でオーダーする．培養結果を待たず治療を開始すること！

結果

> **Point**
>
> ▀▀▀▀▀▀▀▀▀▀▀▀▀▀▀▀▀▀▀▀▀▀▀▀▀
> **起因菌と考えられる細菌（主に髄膜炎）**
>
> ●院外感染
> *Streptococcus pneumoniae*（肺炎球菌），*Haemophilus influenzae*（インフルエンザ菌），*Staphylococcus aureus*（黄色ブドウ球菌），*Neisseria meningitidis*（髄膜炎菌），*Listeria monocytogenes*（リステリア）
>
> ●院内感染：脳室ドレナージ後など
> *Klebsiella pneumoniae*（肺炎桿菌），*Enterobacter* sp.（エンテロバクター），*Serratia marcescens*（霊菌），*Pseudomonas aeruginosa*（緑膿菌），*Acinetobacter* sp.（アシネトバクター），MRSA，MRSE

> **Point** 起因菌とは考えにくい細菌
>
> 髄液培養は皮膚常在菌が混入する可能性（contamination；汚染）からグラム染色所見，白血球の存在なども加味する．院外の市中感染では *Staphylococcus epidermidis*（表皮ブドウ球菌）などは常在菌の混入の可能性を考慮する．

8. 中心静脈カテーテルなどの先端部培養

適応：カテーテル感染を強く疑う場合，発熱，局所の発赤，膿の流出，局所の圧痛などを伴っているか，カテーテル感染以外の熱源が考えにくい場合に行う．

採取：ロールプレート法などの先端部培養では培地上にカテーテルの先端部を転がし培養するため，採取する先端部は少なくとも3～5 cm 長くする（目安は 5 cm）．

保存：冷所保存にする．カテーテル先端部は非常に乾燥しやすいため注意する．

検査項目の指示：通常グラム染色は困難である．嫌気的にも採取できないため嫌気性菌はオーダーしない（嫌気性菌は起因菌となることは少ない）．

結果

> **Point**
>
> ### 起因菌と考えられる細菌
>
> グラム陽性球菌である *Staphylococcus epidermidis*（表皮ブドウ球菌）が半数以上を占めているが，黄色ブドウ球菌，特に院内感染菌である MRSA も比較的多い．時に *Candida* やグラム陰性桿菌も認められる．臨床上意外なピットホールであるので必ず記憶してほしい．
>
> *Staphylococcus epidermidis*（表皮ブドウ球菌），*Staphylococcus aureus*（黄色ブドウ球菌），*Enterococcus* sp.（腸球菌），*Klebsiella pneumoniae*（肺炎桿菌：クレブシェラ），*Acinetobacter* sp.（アシネトバクター），*Pseudomonas aeruginosa*（緑膿菌），*Serratia marcescens*（霊菌：セラチア），*Escherichia coli*（大腸菌），*Candida* sp.（カンジダ）

> **Point**
>
> ### 起因菌とは考えにくい細菌
>
> *Staphylococcus epidermidis*（表皮ブドウ球菌）は表皮に常在しており，colonization（コロニー形成）または，contamination（汚染）である可能性もある．発熱がある場合，血液培養と一致するかどうか？ でカテーテル感染による菌血症を起こしているかどうか判断する必要がある．

Column

欧米におけるアミノグリコシド系抗菌薬の投与法

① 投与量は基本的に理想体重を基準に決定する.
 3～5 mg/kg/日が投与量.
 つまり，体重 60 kg の場合 180～300 mg/日ということ.
② 理想体重から 20％以上肥満がある場合.
 理想体重＋40％（実際の体重－理想体重）
 つまり，体重 100 kg の人が理想体重 60 kg の場合.
  $60 + 0.4 \times (100 - 60) = 76$ kg として計算する.
  76 kg×5 mg/kg/日＝380 mg/日
これらの投与量は本邦の投与量に比べ，多いことがわかると思う．参考にしていただきたい．
＊本邦では通常 180 mg/日までが投与量として一般的である．

9. 胃液

適応：肺結核を疑う場合．喀痰が喀出不良の場合でも胃液塗抹・培養で抗酸菌が陽性になることがあり，結核を疑った症例には積極的に行うべき検査である．

採取：空腹時，胃液チューブより 10～20 ml 程度採取する．

保存：室温に放置すると胃液自体の消化酵素で細菌が死滅するため，早期に培地へ移すことが必要である．

検査項目の指示：抗酸菌染色および培養

結果
 塗抹にて陽性でなければ培養結果を待つことになる．抗酸菌は結核菌のみではないので非定型抗酸菌も鑑別する．

10. 咽頭粘液などのカルチュレット，スワブで採取する検体

適応：扁桃腺炎，扁桃周囲膿瘍，浸出性咽頭炎などの口腔咽頭の炎症，その他鼻腔，皮膚の炎症などの浸出液を認める場合．

保存：冷所保存にする．専用のチューブには乾燥を防ぐ液体が満たされているものもある．このような場合は液体に満たすようにする．

検査の項目：グラム染色は困難な場合もある．浸出液の性状にもよるので注意する．また嫌気的には採取できないので好気性菌のみの検査になる．

結果

皮膚や粘膜などの表面から採取するので常在菌の混入の頻度は高い．必ずしも起因菌が培養されているとは限らないので採取した部位から細菌を推定することが大切である．

例）扁桃腺炎では Group A *Streptococcus*（A 群溶連菌）が主な起因菌であり，このように採取した部位から細菌を推定する．

冒頭の解説

CASE 1

『血液培養の検体ボトルが好気性，嫌気性の 2 種類に分かれている．血液を採取したが，まずどちらから注入すべきだろうか？』

解説）

2 液式の培養ボトルの場合，当たり前のことではあるが嫌気培養は嫌気的な条件が絶対必要である．空気がボトル内に混入しないように嫌気性ボトルから注入する必要がある（詳細は本文参照）．

CASE 2

『患者の便の検体を培養に提出しようとしたあなたは,腹腔内には嫌気性菌が含まれるため嫌気性菌の検出をオーダーした.結果は培養されていなかった.なぜだろうか?』

解説)

検体自体が嫌気的に採取できないものであり,便培養では嫌気性菌の培養は不適当である.

CASE 3

『若年女性の尿培養の検体を冷蔵庫で保存した.冷所で検出されにくい細菌とは?』

解説)

Neisseria gonorrhoeae(淋菌)は冷所では死滅する.

参考図書

1. Gorbach SL, Bartlett JG, Blacklow NR:Infectious Diseases, 2nd ed. Saunders, 1998
2. Sleigh JD, Timbury MC:Notes on Medical Bacteriology, 5th ed. Churchill Livingstone, 1998
3. Gantz NM, Brown RB, Berk SL, Esposito AL, Gleckman RA:Manual of Clinical Problems in Infectious Disease, 4th ed. Lippincott Williams & Willkins, 1999

其の4

臨床で遭遇する機会の多い，知っておくべき細菌の基礎知識

こんなことを質問されたことはありませんか？

『A群β溶連菌のA群って？ βは何を意味するの？ 感染性心内膜炎の起因菌であるviridans groupと緑色連鎖球菌は同じ？ 違う？』

『腸内細菌科って腸内に常在する細菌のこと？』

どんな細菌が頭に浮かびますか？

『検査科より培養検査の途中経過で，グラム陰性ブドウ糖非発酵菌であると報告があった．』

この言葉聞いたことありますか？

『BLNAR，VRE，PRSPって？』

細菌の名前を見ても，何がなにやらさっぱりわからない方はここを読んでください！

この項目の **ポイント！** と使い方

- 大きくグラム陽性，陰性，球菌，桿菌の4種類に大別される
- 常在する臓器，感染臓器を知ることで各種細菌の性格がわかります
- 話題になっている耐性菌とは何でしょう？
- 細菌の種類で想起する抗菌薬が異なることを理解する
- 培養結果の細菌がどんな細菌かがわかります

目次

1. グラム陽性球菌（→53頁）
① *Streptococcus* sp.（連鎖球菌）　53
② *Streptococcus pneumoniae*（肺炎球菌）　54
　　コラム＝PRSP，PISP（ペニシリン耐性肺炎球菌）
③ *Staphylococcus aureus*（黄色ブドウ球菌）　56
　　コラム＝MRSA（メチシリン耐性黄色ブドウ球菌）
　　コラム＝VRSA（バンコマイシン耐性黄色ブドウ球菌）
④ *Enterococcus faecalis*，*Enterococcus faecium*（腸球菌）　58
　　コラム＝VRE（バンコマイシン耐性腸球菌）

2. グラム陽性桿菌（→60頁）
① *Corynebacterium diphtheriae*（ジフテリア）　60
② *Clostridium* sp.（クロストリディウム）　61
③ *Listeria monocytogenes*（リステリア）　62

3. グラム陰性球菌（→62頁）
① *Neisseria meningitidis*（髄膜炎菌），*Neisseria gonorrhoeae*（淋菌）
　　　　　　　　　　　　　　　　　　　　　　　　　　　　　　62
② *Moraxella catarrhalis*（モラキセラ　カタラーリス）　63

4. グラム陰性桿菌（→64頁）
① *Escherichia coli*（大腸菌）：腸内細菌科　64
② *Klebsiella pneumoniae*（肺炎桿菌：クレブシェラ），*Klebsiella oxy-*

toca：腸内細菌科　　65

　　　コラム　ESBL（Extended-spectrum β-lactamase）

③ *Haemophilus influenzae*（インフルエンザ菌）　　66

　　　コラム　BLNAR（βラクタマーゼ非産生性アンピシリン耐性インフルエンザ菌）

④ *Enterobacter cloacae*，*Enterobacter aerogenes*（エンテロバクター）：腸内細菌科　　67

⑤ *Proteus mirabilis*，*Proteus vulgaris*（プロテウス）：腸内細菌科
　　　　　　　　　　　　　　　　　　　　　　　　　　　　　　　68

⑥ *Salmonella typhi*（腸チフス菌），*Salmonella paratyphi*（パラチフス菌），*Salmonella enteritidis*，*Salmonella typhimurium*（サルモネラ菌）：腸内細菌科　　69

⑦ *Shigella dysenteriae*（赤痢菌）：腸内細菌科　　69

⑧ *Serratia marcescens*（セラチア：霊菌）：腸内細菌科　　70

⑨ *Yersinia enterocolitica*（エルシニア），*Yersinia pestis*（ペスト菌）：腸内細菌科　　70

⑩ *Citrobacter freundii*（シトロバクター）：腸内細菌科　　71

⑪ *Pseudomonas aeruginosa*（緑膿菌）　　71

⑫ *Vibrio cholerae*（コレラ菌），*Vibrio parahaemolyticus*（腸炎ビブリオ）　　72

⑬ *Acinetobacter* sp.（アシネトバクター）　　73

⑭ *Pasteurella multocida*（パスツレラ）　　73

⑮ *Stenotrophomonas maltophilia*（ステノトロフォモナス　マルトフィリア）　　74

5．その他の記憶すべき細菌（→74頁）

① *Spirochaetes*（スピロヘータ：らせん状桿菌）　　74
　　（*Treponema pallidum*：梅毒，*Borrelia burgdorferi*：ライム病，*Leptospira interrogans*：レプトスピラ症）

② *Mycoplasma pneumoniae*（マイコプラズマ）　　75

③ *Legionella pneumophila*（レジオネラ）　　76

④ *Chlamydophila pneumoniae*（肺炎クラミジア），*Chlamydophila psittaci*（オウム病クラミジア），*Chlamydia trachomatis*　　76

⑤ *Helicobacter pylori*（ヘリコバクター　ピロリ）　　77

⑥ *Campylobacter* sp.（カンピロバクター） 78
⑦ *Bacteroides fragilis*（バクテロイデス） 79
⑧ *Mycobacterium tuberculosis*（結核菌），*Mycobacterium leprae*（ハンセン病菌），*Mycobacterium kansasii*（非定型抗酸菌の一種），*Mycobacterium avium* complex（非定型抗酸菌の一種，いわゆる MAC）
　　　　　　　　　　　　　　　　　　　　　　　　　　　　　80
⑨ *Aspergillus fumigatus*（アスペルギルス） 82
⑩ *Candida albicans*（カンジダ） 83

基本原則

細菌はグラム染色で4種類に大別される．まずグラム染色で分け，個々の細菌が感染を起こしやすい臓器を記憶すること！　まず敵である細菌についてどれだけ知っているか？相手を知ることが大切！

1．グラム陽性球菌

特徴：臨床上最も遭遇する機会の多い細菌群であるが，病原性という点で臨床上問題になる細菌は限られている．以下に挙げる細菌はグラム染色で鑑別が十分可能である．

① *Streptococcus* sp.（連鎖球菌）
概説

喀痰培養や咽頭培養などで遭遇する機会が多いが，連鎖球菌という細菌群は多種多様に分かれており，まず分類を理解することが大切である．

- Lancefieldの分類：連鎖球菌はその抗原性より主にA群から20程度に分類される．
- 溶血性：血液寒天培地上の溶血パターンにより$α〜γ$まで分類されている．
    - $α$溶血：コロニー周囲が不完全な緑色の溶血
    - $β$溶血：コロニー周囲が無色な完全な溶血
    - $γ$溶血：溶血を認めない

このように抗原性と溶血性を組み合わせてその分類がされている．以下にLancefieldの分類をもとに細菌群を表記する．

常在する臓器

口腔咽頭にviridans group *Streptococcus* は常在する．

Lancefield	菌種	溶血性
A 群	*Streptococcus pyogenes*（化膿性連鎖球菌）	β
B 群	*Streptococcus agalactiae*	β
C 群	*Streptococcus equisimilis*	β
D 群	*Enterococcus faecalis*（腸球菌）	α, β, γ
	Enterococcus faecium（腸球菌）	α, γ
	Streptococcus bovis	γ
	Streptococcus equines	α
F 群～K 群	*Streptococcus milleri*	α, β, γ
	Streptococcus sanguis 　　　　　　　　　緑色連鎖球菌	
	Streptococcus salivarius　　　　　 *Streptococcus viridans*	α, γ
	Streptococcus mutans	
	Streptococcus mitis	

＊*Streptococcus pneumoniae*（肺炎球菌）は Lancefield では分類できないが溶血性は α 溶血を示す．
＊*Enterococcus*（腸球菌）は連鎖球菌の一群であるため付記した．
＊例）A 群 β 溶連菌とは Lancefield の分類上，A 群で溶血性が β 溶血であるということ．

主な感染臓器と感染症

A 群 β 溶連菌（*Streptococcus pyogenes*）：上気道炎，扁桃腺炎，リウマチ熱，蜂窩織炎
　時に劇症溶連菌感染を起こす，いわゆる"人食いバクテリア"である．

D 群（*Streptococcus bovis*）　　　　　　　　　　亜急性感染
F 群～K 群（緑色連鎖球菌；*Streptococcus viridans*）　性心内膜炎

想起すべき抗菌薬

Streptococcus sp. では通常，ペニシリン系抗菌薬が第一選択である．

② *Streptococcus pneumoniae*（肺炎球菌）

概説

　市中感染の原因になる細菌の中で最も重要な細菌の一つ．グラム染色上は双球菌の形態を示す．病原性も強く肺炎以外にも中耳炎，副鼻腔炎，髄膜炎などさまざまな臓器へ感染する．また，最

近ではペニシリン耐性を示す PRSP（下記）が臨床上重要になっている．

常在する臓器：咽頭

主な感染臓器と感染症
　肺炎，髄膜炎，中耳炎，副鼻腔炎，結膜炎，脾摘後の菌血症

想起すべき抗菌薬
　ペニシリン系が第一選択であるが，ペニシリン耐性菌（PRSP，PISP）ではペニシリン大量，セフォタキシム，セフトリアキソン，時にカルバペネム，バンコマイシンを投与する．経口薬ではアモキシシリン大量，レボフロキサシン，テリスロマイシンなどを投与する．

Column

PRSP，PISP（ペニシリン耐性肺炎球菌）

　1967年にオーストラリアにて初めてペニシリン耐性肺炎球菌の報告がされて以来，世界的に蔓延しており本邦でも現在肺炎球菌の分離頻度の半数程度は PISP と PRSP である．米国，NCCLS（National Committee for Clinical Laboratory Standards）の基準によるとペニシリン G に対する MIC に応じて以下の3つに分けている．

$\leq 0.06\ \mu g/ml$：PSSP（Penicillin sensitive）
$0.125\sim 1\ \mu g/ml$：PISP（Penicillin intermediate）
$\geq 2\ \mu g/ml$：PRSP（Penicillin resistant）

　PRSP の耐性獲得機序はペニシリンに対しては PBP を決定する遺伝子の変異であり，マクロライド系では菌体内での薬剤排出機構によりその耐性化を発揮する．また，一部耐性が認められているニューキノロン系では標的酵素である DNA gyrase，トポイソメラーゼⅣのアミノ酸変異によって耐性獲得が起こる．
　上記のペニシリン耐性の基準は髄膜炎を想定して定められており，治

其の4　臨床で遭遇する機会の多い，知っておくべき細菌の基礎知識

療に際し，肺炎と髄膜炎を分けて考えることが必要である．
1．肺炎
　ペニシリン高度耐性でなければペニシリン大量投与で良好な効果が期待でき，セフォタキシム，セフトリアキソン，カルバペネム系，ニューキノロン系なども有効である．
2．髄膜炎
　PRSPやPISPではペニシリン大量投与を行っても不十分であり，以下の3つのケースを考慮し投与する
① セフォタキシム，セフトリアキソン，カルバペネム系に感受性が良好である場合，単独大量投与を行う
② セフォタキシム，セフトリアキソンに中等度耐性の場合はセフトリアキソンにバンコマイシンを併用する
③ 中等度耐性以上であればセフトリアキソンおよびバンコマイシンにさらにリファンピシンの3剤併用投与を行う

③ *Staphylococcus aureus*（黄色ブドウ球菌）

概説

　Staphylococcus（ブドウ球菌）は主にコアグラーゼテストで大きく2種類に分類される．コアグラーゼ陽性を示す*Staphylococcus aureus*（黄色ブドウ球菌）と*Staphylococcus epidermidis*（表皮ブドウ球菌）に代表されるコアグラーゼ陰性ブドウ球菌に分かれている．黄色ブドウ球菌は病原性が強く，市中感染，院内感染ともに重要な起因菌となり，またエンテロトキシン（菌体外毒素）により急性腸炎やtoxic shock syndromeなど特徴的な感染症の起因菌ともなる．表皮ブドウ球菌は黄色ブドウ球菌に比べて弱毒菌であり，病原性は低いが，特別な状況下（人工弁患者の感染性心内膜炎，血管内カテーテル感染，脳室ドレナージ感染，人工関節感染など）で感染を起こしうる．黄色ブドウ球菌はその名前の由来通り培地に黄色のコロニーを形成する．

常在する臓器

　Staphylococcus aureus（黄色ブドウ球菌）は鼻腔や皮膚に常在する．
　ちなみに，*Staphylococcus epidermidis*（表皮ブドウ球菌）は鼻腔，皮膚，陰部などに常在する．

主な感染臓器と感染症

皮膚感染症：蜂窩織炎，創部感染，膿瘍，癰，毛嚢炎，SSSS（*Staphylococcus* scalded skin syndrome）

急性感染性心内膜炎，肺炎，骨髄炎，髄膜炎，敗血症，血管内カテーテル感染，急性腸炎（毒素による），toxic shock syndrome

想起すべき抗菌薬

院内では MRSA を念頭に置かなければいけないため，市中感染と院内感染では異なってくる．

MSSA ではペニシリナーゼ抵抗性ペニシリン，第一世代セフェム系，クリンダマイシン，マクロライド系，ニューキノロン系，カルバペネム系抗菌薬などさまざまな薬剤が有効である．特にブドウ球菌のみの感染であればペニシリン系薬剤であるクロキサシリン（Cloxacillin），アンピシリン/スルバクタム（ABPC/SBT）やセフェム系薬剤のセファゾリン（CEZ）がきわめて有効である．

MRSA では投与可能な抗菌薬は限定される．バンコマイシン（VCM），アルベカシン（ABK），テイコプラニン（TEIC），ST 合剤，リファンピシン（RFP），リネゾリドは効果的な抗菌薬である．また，感受性検査によってはゲンタマイシン（GM）も効果がある（下記詳細参照）．

Column

MRSA（メチシリン耐性黄色ブドウ球菌）

MRSA はメチシリンに代表される β ラクタム薬のほとんどに耐性を持つ黄色ブドウ球菌である．その耐性メカニズムとは PBP2'（penicillin binding protein 2'）という細胞壁合成酵素に β ラクタム薬が結合しにくいことから説明される．MRSA は 1961 年英国で臨床分離されて以来急速に全世界へ広まった．

臨床上有用な薬剤はバンコマイシン，アルベカシン，テイコプラニン，ST 合剤，リネゾリドなどが代表的である．個々の施設での感受性特性を把握しそれに合った抗菌薬剤を選択する必要がある．ST 合剤，リファ

ンピシンはバンコマイシンと併用し,MRSA に対するより強力な抗菌力を期待できる.
　院内での分離頻度を減少させることが最も重要である.

Column

VRSA（バンコマイシン耐性黄色ブドウ球菌）

　2002 年 7 月に米国で耐性遺伝子 van A を持つバンコマイシン耐性黄色ブドウ球菌が臨床分離されたことが報告された.
　本邦でバンコマイシンに低感受性を示す黄色ブドウ球菌が分離されているが,これは本質的に MRSA であり,VISA（Vancomycin-intermediate Staphylococcus aureus）または GISA（glycopeptide-intermediate Staphylococcus aureus）と分類されている.MIC≧32 μg/ml が米国の基準では VRSA とされている.過去,VRE から van A プラスミドの接合伝達は困難であり,バンコマイシンに対する耐性獲得の可能性は低いと考えられてきた.しかし,2002 年の米国の報告では同一検体より van A を持つ VRSA も検出され,VRE からの伝達が考えられている.
　van A が伝達されると他のブドウ球菌へ伝播し拡散する機会が増加することが考えられる.

④ Enterococcus faecalis, Enterococcus faecium（腸球菌）
概説

　Streptococcus のうち,Lancefield の分類上,D 群の一部を Enterococcus として独立させている.臨床上,遭遇する機会が多いのは Enterococcus faecalis である.Enterococcus faecium は VRE（バンコマイシン耐性腸球菌）(次頁参照)との関連が強い.

常在する臓器：腸管内,口腔内,膣内

主な感染臓器と感染症
　尿路感染,胆道系感染,感染性心内膜炎

想起すべき抗菌薬

ペニシリン系抗菌薬，特にアンピシリン（ABPC）に感受性を有する．実際にはアンピシリンとアミノグリコシド系抗菌薬を組み合わせると殺菌的になり抗菌力が増す．セフェム系に耐性であることは臨床でのピットホールである．

Column

VRE（バンコマイシン耐性腸球菌）

VREはバンコマイシンに耐性獲得した腸球菌を指すが，その他多剤耐性獲得したものが院外で分離されたのは1994年英国のブタからであった．van Aからvan E typeまであり，特にvan Aは発育促進剤として家畜の飼料に混入していたアボパルシンによって選択されたとされている．現在では無症状の一般人からも分離されることがあり，動物から人への移行の可能性も考えられている．臨床分離は1986年にフランスで患者より認めており，その後世界的に拡散しつつある．特に集中治療室で分離される機会が多い．臨床上問題となる腸球菌は *Enterococcus faecalis* 80〜90％，*Enterococcus faecium* が10〜15％の頻度で分離される．VREとされるものの大部分は van A type の遺伝子を持つ *Enterococcus faecium* であり，一部に van B type の *Enterococcus faecium*，van A type の *Enterococcus faecalis*，van B type の *Enterococcus faecalis* も分離される．VREの問題点はバンコマイシンに耐性というだけではなく，一般的に腸球菌に有効とされるABPC（アンピシリン）やGM（ゲンタマイシン）にも耐性化していることで，多剤耐性であるということである．治療法はABPC，GMに高度耐性でない場合，ABPC大量とGMの併用を行う．また，最近になり本邦でもVREに対する治療薬が投与可能になり，オキサゾリジノン系であるLinezolid（Zyvox）が有効である．ストレプトグラミン系のQuinupristin/dalfopristin（Synercid）も静菌的ではあるがある程度有効である．また van B type では Teicoplanin（テイコプラニン）とGMとの併用も有効とされている．

Column

リファンピシン (RFP) は MRSA に効く？

　リファンピシン (RFP) は結核菌のみに抗菌力があるわけではない．実際，グラム陽性球菌の肺炎球菌やブドウ球菌に対してもきわめて抗菌力が高い．MRSA にも良好な抗菌力があり，臨床的にも有用な薬剤である．ただし，単独投与をすると耐性獲得を早めることになり，必ず他の有効な抗菌薬との併用をするべきである．MRSA 感染に対し投与する場合，通常はバンコマイシンのみで不十分な症例，例えば膿瘍や髄膜炎などに限定されるべきである．

　また，レジオネラにも有効でマクロライド系抗菌薬と併用すると，より強力な抗菌効果がある．ただし注意点として，リファンピシンは本邦では一般細菌への投与は保険適用が認められておらず，投与の適応の決定は各臨床医の判断に委ねられる．

2．グラム陽性桿菌

特徴：以下に代表的な細菌を挙げるが，特徴的な感染症を起こす細菌群である．
　一般臨床で出会う機会は少ないと思うが，ぜひ知識として覚えておきたい．

① *Corynebacterium diphtheriae*（ジフテリア）
概説
　グラム陽性桿菌として染色され，その形態は V，L 字状に観察される．また，ナイセル染色（異染小体染色）という特異的な染色法もある．毒素（exotoxin）を産生するため培養上の同定ではこれがポイントになる．
　ジフテリアの起因菌である．

常在する臓器：皮膚，口腔咽頭，陰部

主な感染臓器と抗菌薬

細菌名に示されるようにジフテリアの起因菌である．咽頭の発赤や扁桃の偽膜などが認められる．また，毒素による心筋炎や神経炎などを伴う．

想起すべき抗菌薬

ペニシリン系，マクロライド系抗菌薬が有効である．また，細菌の菌体外毒素に体する抗毒素の投与が有効である．

② *Clostridium* sp.（クロストリディウム）
概説

嫌気性のグラム陽性桿菌である．*Clostridium* 属に含まれる細菌は臨床上重要なものが多く，*Clostridium perfringens*，*Clostridium difficile*，*Clostridium tetani*，*Clostridium botulinum* などが挙げられる．*Clostridium* はすべて芽胞形成菌であるため熱に対してきわめて強い．一般的な消毒は無効である．

常在する臓器

Clostridium perfringens は腸管内に常在
Clostridium difficile は院内で獲得
Clostridium perfringens，*Clostridium tetani*，*Clostridium botulinum* は土壌，動物魚類の腸内に常在

主な感染臓器と感染症

Clostridium perfringens（ウエルシュ菌）：ガス壊疽，敗血症
Clostridium difficile：抗菌薬関連腸炎，偽膜性腸炎
Clostridium tetani：破傷風
Clostridium botulinum：ボツリヌス中毒

想起すべき抗菌薬

ペニシリン系，メトロニダゾール，クリンダマイシン（CLDM）などは有効な薬剤である．また，一般にアミノグリコシド系は耐性である．

③ *Listeria monocytogenes*（リステリア）
概説
　リステリアには 6 種類ほど菌種があるとされるが，人に感染する主な細菌が *Listeria monocytogenes* である．

常在する臓器
　常在する細菌ではない．動物などから分離されることが多い．

主な感染臓器と感染症
　主に免疫不全者，新生児の髄膜炎や敗血症の起因菌となりうる．

想起すべき抗菌薬
　臨床ではアンピシリン（ABPC）とゲンタマイシン（GM）を併用して殺菌的となり殺菌効果が高まる．第二選択は ST 合剤である．

3．グラム陰性球菌

特徴：グラム陰性球菌で臨床上問題となるのは 2 種類で，以下に挙げる *Neisseria* と *Moraxella* である．グラム染色上は双球菌の形態を示し，通常細胞内に観察される．

① *Neisseria meningitidis*（髄膜炎菌），*Neisseria gonorrhoeae*（淋菌）
概説
　Neisseria の中でも上記の 2 種は特徴的な感染症の起因菌である．*Neisseria* は口腔内などで常在するが，大気中では急速に死滅する．

常在する臓器
　Neisseria meningitidis は稀に口腔鼻咽頭内に常在する．

主な感染臓器と感染症

Neisseria meningitidis：髄膜炎，敗血症を伴った場合，出血性の皮疹，副腎出血を認め，Waterhouse-Friderichsen syndrome の原因となる．

Neisseria gonorrhoeae：性器，尿道感染を起こし，淋病の原因となる．

想起すべき抗菌薬

Neisseria meningitidis はペニシリン，第三世代セフェム（セフォタキシム，セフトリアキソン），ニューキノロン系抗菌薬は有効である．

Neisseria gonorrhoeae では β ラクタマーゼ産生菌が増加傾向にあり，アンピシリン（ABPC）耐性を示し注意が必要である．このような場合，β ラクタマーゼ阻害剤とペニシリン系の合剤（アンピシリン/スルバクタムなど）や第三世代セフェム系（セフトリアキソン）は有効である．また，ニューキノロン系にも耐性菌が増加傾向にある．

② *Moraxella catarrhalis*（モラキセラ　カタラーリス）

概説

以前は *Neisseria catarrhalis* とされていたが，細菌学的性質の違いから *Branhamella catarrhalis* となり，その後現在は *Moraxella catarrhalis* とされている．

常在する臓器：慢性気道感染の患者の気道

主な感染臓器と感染症

気管支炎，肺炎の起因菌となる．特に慢性閉塞性肺疾患などの基礎疾患を伴った場合は重要な起因菌となる．

想起すべき抗菌薬

β ラクタマーゼを産生する場合が多く，通常ペニシリン，第一世代セフェム系は耐性を示す．β ラクタマーゼ阻害剤とペニシリ

ン系の合剤，マクロライド系，第三世代セフェム系，ニューキノロン系薬剤が有効である．

4．グラム陰性桿菌

特徴：大きく分けて腸内細菌科と非腸内細菌科に分かれている．急性腸炎や尿路感染などの市中感染は腸内細菌科が原因となることが多いが，院内感染では腸内細菌科とともに非腸内細菌が関連することが多い．細菌学的性質から前者はブドウ糖発酵，後者はブドウ糖非発酵という点で主に異なっている．院内感染においてグラム陰性桿菌の占める割合は多く，十分な理解が必要である．

① *Escherichia coli*（大腸菌）：腸内細菌科
概説
　腸内細菌科では最も重要な細菌．尿路感染や胆道系感染や腸管感染などさまざまな感染症の起因菌である．腸管感染を起こす病原性大腸菌はO抗原のタイプにより以下の4種類に分かれている．

- Enteropathogenic *E. coli*（EPEC：病原性大腸菌）
  菌体内毒素であるendotoxinが腸炎の原因となる．
- Enterotoxigenic *E. coli*（ETEC：毒素原性大腸菌）
  菌体外毒素であるenterotoxinを産生し，腸炎の起因菌である．
- Enteroinvasive *E. coli*（EIEC：腸管侵襲性大腸菌）
- Enterohaemorrhagic *E. coli*（EHEC：腸管出血性大腸菌）

　E. coli O-157はこれに含まれ，verotoxinを産生しうる．過去，集団下痢症の原因ともなっている．また，重篤な場合にはHUS（溶血性尿毒症症候群）を合併する．

常在する臓器
　大腸内に常在．また病原性大腸菌は動物の腸管内に常在．

主な感染臓器と感染症
　尿路感染，胆道系感染，創部感染，腹膜炎，新生児の髄膜炎，

旅行者下痢症，急性腸炎

想起すべき抗菌薬
広域ペニシリン，セフェム系，ニューキノロン系，アミノグリコシド系抗菌薬

② *Klebsiella pneumoniae*（肺炎桿菌：クレブシェラ），*Klebsiella oxytoca*：腸内細菌科

概説
Klebsiella はさまざまな感染症の原因であるが，その中でも *Klebsiella pneumoniae* と *Klebsiella oxytoca* は記憶すべき細菌である．

Klebsiella 自体は約80種程度に分かれている．最近ではESBL（次頁参照）を産生し，第三世代セフェム系抗菌薬に耐性の菌も認められ，臨床上重要である．

常在する臓器
腸管内に常在．いくつかのタイプは水，土壌，野菜などにも認められる．

主な感染臓器と感染症
尿路感染，胆道系感染，肺炎などの起因菌である．また，血管内カテーテル感染などの院内感染の原因にもなる．しばしば，腎膿瘍や肝膿瘍から分離される．

Klebsiella oxytoca は特にアンピシリン（ABPC）やアモキシシリン（AMPC）を投与した患者の抗菌薬関連性腸炎，出血性腸炎の原因ともなりうる．

想起すべき抗菌薬
セフェム系，ニューキノロン系，アミノグリコシド系，カルバペネム系

Column

ESBL (Extended-spectrum β-lactamase)

　ESBL は主に TEM-由来または SHV-由来 ESBL と呼ばれ，それらは TEM-1，TEM-2，SHV-1 などのプラスミド性のペニシリナーゼであるクラス A 型 β ラクタマーゼの変異により第三世代セフェムであるセフォタキシムやセフタジジムを分解する．これらの変異を持った遺伝子は *Klebsiella pneumoniae*（肺炎桿菌），*Citrobacter*，*Enterobacter* などの腸内細菌より広く見つかっている．Toho-1 型 β ラクタマーゼ（*Escherichia coli* が主）や AmpC 型（*Enterobacter* sp. や *Pseudomonas aeruginosa* などが産生），KOXY 型 β ラクタマーゼ（*Klebsiella oxytoca* が産生）は広義の ESBL に入る．このような菌の分離がされた場合，拡散防止は当然であるが，実際の感染症例では，その ESBL のタイプがきわめて治療上重要であり，通常はセファマイシン，カルバペネムやニューキノロン系の効果が期待できる．ESBL と AmpC 型セファロスポリナーゼを産生する *Escherichia coli* や *Enterobacter*，*Citrobacter* ではセファマイシン（セフメタゾールなど）や，β ラクタマーゼ阻害剤の合剤にも耐性を示す場合があり，このような場合はカルバペネム系やニューキノロン系を選択する．

③ *Haemophilus influenzae*（インフルエンザ菌）
概説

　小さい細菌という意味を含む parvobacteria といわれるものの一つである．

　グラム染色上，陰性に認められ形態的に球桿菌（coccobacilli）を呈する．

　X 因子，V 因子といわれる *Haemophilus* 独特の成長因子の要求性から分類される．

　Haemophilus influenzae：X と V 因子を要求

　Haemophilus ducreyi：X 因子を要求

　Haemophilus parainfluenzae, H. parahaemolyticus：V 因子を要求

　これらの中でも感染症で重要なのは *Haemophilus influenzae* である．

　Haemophilus ducreyi は軟性下疳の起因菌である．これら以外は

通常感染症の起因菌とはなりにくい．

常在する臓器：上気道

主な感染臓器と感染症

特に幼児において，髄膜炎，急性喉頭蓋炎，肺炎，化膿性関節炎，骨髄炎などの原因となる．また，成人でも肺炎，副鼻腔炎，中耳炎を起こす．

想起すべき抗菌薬

βラクタマーゼ産生菌が増加傾向にあり，最近ではBLNAR（下記参照）が話題になっているが通常の場合，ペニシリン系（βラクタマーゼ阻害剤の合剤を含むもの），第二世代，第三世代セフェム系，マクロライド系，ニューキノロン系などが選択される．

Column

BLNAR
(βラクタマーゼ非産生性アンピシリン耐性インフルエンザ菌)

βラクタマーゼを産生するアンピシリン耐性インフルエンザ菌は1974年に米国から報告され，BLNAR（β-lactamase negative ampicillin-resistant *Haemophilus influenzae*）は1980年に米国より報告されている．βラクタマーゼ産生菌の場合，βラクタマーゼ阻害剤とペニシリンの合剤やβラクタマーゼに対して比較的安定な第三世代セフェム系を投与することで治療が可能であった．しかしながら，BLNARは隔壁合成酵素をコードする遺伝子の変異により耐性を獲得し，ペニシリンやマクロライド系に耐性を示しており，選択薬剤はカルバペネム系やニューキノロン系が挙げられる．

④ *Enterobacter cloacae*, *Enterobacter aerogenes*（エンテロバクター）：腸内細菌科

概説

グラム陰性桿菌の中では主に，院内感染症の起因菌となる．さ

まざまな抗菌薬に耐性を獲得している場合も多い．

常在する臓器：腸内

主な感染臓器と感染症

　尿路感染，創部感染，腹膜炎，血管内カテーテル関連感染，院内感染における肺炎など．

想起すべき抗菌薬

　耐性獲得している場合が多く，通常第三世代以上のセフェム系，カルバペネム系，ニューキノロン系，アミノグリコシド系を選択することが多い．

⑤ *Proteus mirabilis*，*Proteus vulgaris*（プロテウス）：腸内細菌科
概説
　グラム陰性桿菌の中では比較的分離頻度は低いが，結石症を伴った尿路感染の起因菌としては銘記すべきである．

常在する臓器：腸管内

主な感染臓器と感染症

　尿路感染，火傷後の皮膚感染，糖尿病性足壊疽感染，慢性中耳炎などの起因菌にもなりうる．

想起すべき抗菌薬

　ペニシリン系，セフェム系，アミノグリコシド系，ニューキノロン系，カルバペネム系抗菌薬など．*Proteus mirabilis* はアンピシリンを含む多くの抗菌薬に感受性であることが多い．*Proteus vulgaris* は第三世代以上のセフェム系，ニューキノロン系などに感受性を有する．

⑥ *Salmonella typhi*（腸チフス菌），*Salmonella paratyphi*（パラチフス菌），*Salmonella enteritidis*，*Salmonella typhimurium*（サルモネラ菌）：腸内細菌科

概説

腸内細菌科ではあるが人に常在しない．以下に挙げる腸チフスや急性腸炎の原因になる．

常在する臓器

人には常在しない．通常は動物の腸管内などに混入している．

主な感染臓器と感染症

Salmonella typhi は腸チフス，*Salmonella paratyphi* はパラチフスの起因菌である．*Salmonella enteritidis*，*Salmonella typhimurium* は食中毒による急性腸炎の原因になる．また，免疫不全者や高齢者では菌血症を起こし化膿性関節炎，骨髄炎，感染性動脈瘤などの原因にもなりうる．

想起すべき抗菌薬

腸チフスをはじめとするサルモネラ感染には第三世代セフェム系（セフトリアキソンなど），ニューキノロン系抗菌薬などが選択される．

⑦ *Shigella dysenteriae*（赤痢菌）：腸内細菌科

概説

毒素を産生し急性腸炎の起因菌となる．

常在する臓器：人には常在しない．

主な感染臓器と感染症：急性腸炎．時に溶血性尿毒症症候群を合併する．

想起すべき抗菌薬

ニューキノロン系，セフェム系が選択されることが多い．欧米

ではST合剤も選択される．

⑧ *Serratia marcescens*（セラチア：霊菌）：腸内細菌科
概説
　市中感染よりも院内感染で問題となることが多い．特にヘパリン生食の本菌による汚染が原因となった血管内カテーテル関連感染は過去本邦でも問題となった．

常在する臓器：腸管内

主な感染臓器と感染症
　尿路感染，腹腔内感染，また血管内カテーテル感染，人工呼吸器関連肺炎などの院内感染の重要な起因菌である．

想起すべき抗菌薬
　第三世代以上のセフェム系，カルバペネム系，ニューキノロン系抗菌薬

⑨ *Yersinia enterocolitica*（エルシニア），*Yersinia pestis*（ペスト菌）：腸内細菌科
概説
　臨床で問題になることは比較的稀である．通常遭遇するのはペスト菌以外の *Yersinia* である．*Yersinia* の腸炎は軽症であることが多く，通常は対症療法で十分である．また，低温（22〜27度）で細菌学的反応が強く，この性質をもとに低温で便培養と同定が行われる．

常在する臓器
　人には常在しない．動物では時に常在している．

主な感染臓器と感染症
　Yersinia enterocolitica：急性腸炎，腸チフス様の感染を起こすこともある．

Yersinia pestis：いわゆるペスト（黒死病）の起因菌である．

想起すべき抗菌薬

ニューキノロン系，ST合剤，アミノグリコシド系抗菌薬が選択される．

ペストではストレプトマイシンが選択されることもある．

⑩ *Citrobacter freundii*（シトロバクター）：腸内細菌科
概説

市中感染よりも院内感染で原因となることが多い．*Serratia*, *Enterobacter* などとともに時に多剤耐性菌となることがある．

常在する臓器：腸管内

主な感染臓器と感染症

尿路感染，腹腔内感染，血管内カテーテル感染，創部感染など

想起すべき抗菌薬

第三世代以上のセフェム系，カルバペネム系，ニューキノロン系が選択されることが多い．感受性検査結果を参照することが必要である．

⑪ *Pseudomonas aeruginosa*（緑膿菌）
概説

院内感染の代表的な細菌である．非腸内細菌科であり，ブドウ糖非発酵である．緑膿菌の名前のとおり，緑色色素である pyocyanin を産生する（黄色の fluorescein も産生）．臭気も独特であり，その臭いからこの細菌の存在を推定できる．さまざまな院内感染の原因になる．ただし，この菌が分離されても，コロニー形成で感染の原因になっていない場合もあり，臨床的判断を慎重に行い，安易な抗菌薬の投与は控えるべきである．

常在する臓器

主に水，土壌に含まれ，院内では滅菌済みであるはずの水や水道の蛇口などからも検出されることがある．

主な感染臓器と感染症

主に各種の院内感染で問題となる．

尿路感染（尿路カテーテル留置者），創部感染，褥創感染，糖尿病患者の四肢壊疽部位の感染（diabetic foot ulcer infection），慢性中耳炎，人工呼吸器関連肺炎，血管内カテーテル感染，HIV 患者の慢性副鼻腔炎の起因菌ともなる．

想起すべき抗菌薬

さまざまな抗菌薬に耐性である．ペニシリン系ではピペラシリン（PIPC），ピペラシリン/タゾバクタム（PIPC/TAZ），第三世代のセフェム系(セフタジジム)，第四世代セフェム系(セフェピム)，カルバペネム系，モノバクタム系（アズトレオナム），ニューキノロン系，アミノグリコシド系（トブラマイシン）抗菌薬が選択される．

⑫ *Vibrio cholerae*（コレラ菌），*Vibrio parahaemolyticus*（腸炎ビブリオ）

概説

急性腸炎の起因菌の一つである．

コレラは *Vibrio cholerae* が原因であり，乾燥や熱や酸に弱いが，水，海水では 1〜2 週間程度は生存する．菌体内，菌体外毒素をともに持ち，特に菌体外毒素は腸粘膜上で盛んに分泌され激しい水様性下痢を伴った腸炎症状を引き起こす．

Vibrio parahaemolyticus（腸炎ビブリオ）は主に夏に海産魚介類の生食により感染し，本邦での急性胃腸炎の原因として多い．

存在する部位

患者やキャリアーの便中に認められる．

主な感染臓器と感染症：急性腸炎

想起すべき抗菌薬

テトラサイクリン系やニューキノロン系が選択される．

⑬ *Acinetobacter* sp.（アシネトバクター）
概説

グラム陰性桿菌であるが，球桿菌であり，*Neisseria* と間違われることもある．非腸内細菌科であり，ブドウ糖非発酵である．臨床上は緑膿菌同様，院内感染の原因として認められることが多い．

常在する場所：土壌，水などの一般環境に存在

主な感染臓器と感染症

院内感染菌であり，創部感染，血管内カテーテル関連感染，人工呼吸器関連肺炎，脳外科手術後髄膜炎など．

想起すべき抗菌薬

多剤耐性であることが多く，緑膿菌に準じた抗菌薬（第三世代，第四世代セフェム，カルバペネム系，ニューキノロン系）が選択される．

⑭ *Pasteurella multocida*（パスツレラ）
概説

Haemophilus 同様，グラム陰性短桿菌であり，parvobacteria の一つである．

常在する臓器

人には常在しない．家畜や野生動物，特にイヌやネコの気道，口腔，消化管に常在する．

主な感染臓器と感染症

イヌやネコに噛まれた後の創部感染での重要な起因菌である．

一般の創部感染では分離されない細菌である．

想起すべき抗菌薬

第一選択はアンピシリン/スルバクタム（ABPC/SBT）であるが，他に第三世代セフェム系，ニューキノロン系，テトラサイクリン系抗菌薬が選択される．

⑮ *Stenotrophomonas maltophilia*（ステノトロフォモナス　マルトフィリア）

概説

古くは *Pseudomonas maltophilia* といわれ，院内感染の起因菌の一つである．

緑膿菌同様，ブドウ糖非発酵であり，非腸内細菌である．

常在する場所：環境中に広く存在

主な感染臓器と感染症

他の院内感染で分離される菌同様，この細菌が分離されてもコロニー形成の場合もしばしばある．臨床情報を吟味し起因菌かどうか判断することが必要である．一般に血管内カテーテル関連感染，創部感染，人工呼吸器関連肺炎など．

想起すべき抗菌薬

Stenotrophomonas maltophilia が起因菌の場合，第一選択は ST 合剤である．その他，ニューキノロン系抗菌薬などが選択される．

もともとペニシリン系，セフェム系，アミノグリコシド系，カルバペネム系など多くの抗菌薬に耐性を示す．

5．その他の記憶すべき細菌

① *Spirochaetes*（スピロヘータ：らせん状桿菌）
　（*Treponema pallidum*：梅毒，*Borrelia burgdorferi*：ライム病，*Leptospira interrogans*：レプトスピラ症）

概説

 Spirochaetes（スピロヘータ）はグラム陰性のらせん状桿菌を指し，一般には大きく分けて Treponema，Borrelia，Leptospira の3つに分かれている．また，通常のグラム染色では染色性が不良であるため，銀染色や免疫染色などを用いて観察する場合もある．Spirochaetes の多くは臨床上問題になることは少なく，感染症の原因になりうる細菌は Treponema pallidum，Borrelia burgdorferi，Leptospira interrogans の3種である．

常在する場所：さまざまな場所に常在するが，人には常在しない．

主な感染臓器と感染症

Treponema pallidum：梅毒
 STD であり，性行為により媒介される．皮膚，神経梅毒などを認める．

Borrelia burgdorferi：ライム病
 ダニや動物ではシカなどに常在し，ダニ咬傷を介し感染する．慢性遊走性紅斑をはじめ，神経，心合併症や関節炎をきたす．

Leptospira interrogans：レプトスピラ症
 ネズミなどの腎臓に常在し，その尿で汚染された水を介して経皮的に感染する．
 発熱や肝・腎機能障害をきたす．

Leptospira icterohaemorrhagiae：ワイル病
 黄疸，肝障害，腎障害，髄膜炎を起こす．

想起すべき抗菌薬

 ペニシリン系，テトラサイクリン系が有効である．

② *Mycoplasma pneumoniae*（マイコプラズマ）
概説

 Mycoplasma（マイコプラズマ）は細胞壁の欠如した細菌である．グラム染色の染色性は弱く通常，同定は困難である．同定は臨床では免疫学的血清反応による．

常在する臓器：人には常在しない.

主な感染臓器と感染症：肺炎, 気管支炎の原因になる.

想起すべき抗菌薬
マクロライド系, テトラサイクリン系などが有効である. 細胞壁を持たないためペニシリン系やセフェム系は無効である.

③ *Legionella pneumophila*（レジオネラ）
概説
グラム陰性桿菌に染色されるが, 染色性はきわめて不良である. *Legionella* には39種類ほどあるが, 臨床上重要なのは *Legionella pneumophila* である.
培養にはBCYE-αという特殊な培地を用いる. 同定には免疫学的検査を用い, 尿中抗原や血清抗体検査が行われる.

常在する臓器
水や土壌に常在しており, 臨床的には貯水タンクやエアコン, また大衆浴場, 温泉などの中で汚染された水から人へ経気道的に感染する. 人から人への感染は起こらない. 人には常在しない.

主な感染臓器と感染症
主に肺炎を起こすが, 軽度な気道感染である pontiac fever も起こす. 主に高齢者, 免疫不全者に重篤な肺炎を起こし, 全身症状が強く, 神経症状, 心筋炎, 肝障害など多彩な症状を認める.

想起すべき抗菌薬
マクロライド系, ニューキノロン系やリファンピシン(RFP), テトラサイクリン系も有効である.

④ *Chlamydophila pneumoniae*（肺炎クラミジア）, *Chlamydophila psittaci*（オウム病クラミジア）, *Chlamydia trachomatis*

概説

臨床的に問題となる *Chlamydila* は3種類あり，*Chlamydophila pneumoniae*（肺炎クラミジア），*Chlamydophila psittaci*（オウム病クラミジア），*Chlamydia trachomatis*（性感染症）がある．感染経路は *Chlamydophila pneumoniae* では人から人へ直接的な飛沫感染であるが，*Chlamydophila psittaci* は，鳥のフンに混在した *Chlamydophila psittaci* を吸入することで感染する．診断は抗体検査で行うが，*Chlamydophila pneumoniae* では若年者は診断的価値が高いが，年齢とともに健常者でも抗体保有率が高くなるため，その解釈は慎重にしなければならない．

Chlamydia trachomatis は性行為によって感染して，尿道炎，卵管付属器炎，骨盤腹膜炎，肝周囲炎などを起こす．また，感染した母から産道感染して児に肺炎，結膜炎などを起こしうる．

常在する臓器：人には常在しない．

主な感染臓器と感染症

Chlamydophila pneumoniae：気道感染の原因になり，肺炎を起こす．
Chlamydophila psittaci：インフルエンザ様の症状を伴い，肺炎（オウム病）の原因ともなる
Chlamydia trachomatis：尿道炎，膣炎，卵管炎などの骨盤内感染および新生児の肺炎，結膜炎

想起すべき抗菌薬

テトラサイクリン系，マクロライド系抗菌薬を投与．

⑤ *Helicobacter pylori*（ヘリコバクター　ピロリ）

概説

グラム陰性らせん状桿菌であり，胃十二指腸潰瘍の原因として有名である．実際，半数以上の胃十二指腸潰瘍の患者に関与しているとされている．胃壁にてウレアーゼによりアンモニアを産生し胃酸から防御している．診断は血清抗体，胃粘膜組織の培養，染色（HE染色，ギムザ染色），胃液によるウレアーゼテスト，^{13}C もし

くは^{14}C でラベルした尿素を用いた Breath test などで行われる．

常在する臓器：唾液，歯垢，便などに認める．

主な感染臓器と感染症
　胃十二指腸潰瘍や胃悪性リンパ腫などに関与するとされている．

想起すべき抗菌薬
　胃内の除菌はアモキシシリン（AMPC），クラリスロマイシン（CAM）などに加え PPI（プロトンポンプ抑制剤）を併用する．
　除菌後も一部症例で再発する．

⑥ *Campylobacter* sp.（カンピロバクター）
概説
　グラム陰性らせん状桿菌であり，*Campylobacter* には数種類あるが，臨床上重要なのは *Campylobacter jejuni* と *Campylobacter coli* である．これらは急性腸炎の起因菌である．汚染された加熱不十分な肉や水，牛乳などを介し感染する．また，培養での至適温度は 42 度である．
　Campylobacter fetus は特に免疫不全者に菌血症や，既存の心臓弁膜症患者に感染性心内膜炎など全身的感染を起こしうる．

常在する場所
　人には常在しない．動物の腸管に常在し，特に鳥類などに認められる．

主な感染臓器と感染症
　急性腸炎の原因になる．*Campylobacter fetus* は菌血症，心内膜炎などを起こすことがある．また，*Campylobacter jejuni* の続発症としてギラン・バレー症候群を起こす例があり，原因の一つと考えられている．

想起すべき抗菌薬

　急性腸炎自体は対症療法で軽快することが多い．マクロライド系が第一選択薬である．ニューキノロン耐性菌も存在する．*Campylobacter fetus* の菌血症，全身的感染症ではアンピシリン（ABPC）とアミノグリコシド系の併用，カルバペネム系抗菌薬を投与する．

⑦ *Bacteroides fragilis*（バクテロイデス）
概説

　グラム陰性嫌気性桿菌である．大腸内の常在菌の中で最も多く見られる細菌といってもよい．*Bacteroides* の中で臨床上重要なのは *Bacteroides fragilis* である．培養には嫌気的な条件が必要であり，培養検体採取時より厳密に採取する．検体は可能なかぎり嫌気ポーターを用いる（培養の項目参照）．

常在する臓器：腸内，特に大腸に常在する．

主な感染臓器と感染症

　腹腔内感染症全般で問題となる．*Bacteroides fragilis* が単独で起因菌となることは少なく，多くの症例で腸管内に常在する他の腸内細菌科のグラム陰性桿菌，通性および偏性嫌気性菌との混合感染である．腹膜炎，骨盤内感染，腹腔内膿瘍や外科手術後の合併感染症などが主なものである．

想起すべき抗菌薬

　大部分はβラクタマーゼを産生し，アンピシリン（ABPC），セファゾリン（CEZ）などは無効である．ただし，ピペラシリン（PIPC）は60～80％程度に有効で，βラクタマーゼ阻害剤を含むペニシリン系抗菌薬，例えばアンピシリン/スルバクタム（ABPC/SBT），ピペラシリン/タゾバクタム（PIPC/TAZ）は有効性が高い．その他，セフェム系は第二世代のセフメタゾール（CMZ）など，第三世代ではセフォタキシム（CTX）などが有効である．カルバペネム系，クリンダマイシン（CLDM），メトロニダゾールは有効

性が高い.

⑧ *Mycobacterium tuberculosis*（結核菌）, *Mycobacterium leprae*（ハンセン病菌）, *Mycobacterium kansasii*（非定型抗酸菌の一種）, *Mycobacterium avium* complex（非定型抗酸菌の一種, いわゆる MAC）

概説

Mycobacterium は抗酸菌といわれるように酸に対して抵抗性が強く，これは細胞壁の脂質が他の細菌に比べ富んでいるためとされている．グラム染色では染色されにくいため抗酸菌染色であるチールニールセン染色が必要になる（グラム染色の項参照）．

診断は結核菌や非定型抗酸菌では小川培地などにより培養するが，細菌のコロニーが陽性となり同定されるまで 4〜6 週間程度時間を要する．最近では液体培地を用いて培養時間が短縮されてきており，結核菌 DNA を PCR で検出する方法も診断法として用いられる．

また, *Mycobacterium leprae*（ハンセン病菌）は培地などの *in vitro* では発育せず, *Mycobacterium leprae* と思われる検体をマウスなど

	菌数	ガフキー号数
全視野	1〜4	1
数視野	1	2
一視野	1	3
	2〜3	4
	4〜6	5
	7〜12	6
	13〜25	7
	26〜50	8
	51〜100	9
	101 以上	10

検体の塗抹標本は，低倍率にて鏡検し視野に認められるおおまかな菌数で評価する．

ガフキーは 1〜10 号までで示す（本邦のみの基準）．

に注射し，生体にできる肉芽腫などを観察し判定する．

以下，参考のため結核菌のガフキー号数を示す．

常在する臓器：人には常在しない．

主な感染臓器と感染症

Mycobacterium tuberculosis：ヒト型結核菌であり，肺結核，腸結核，粟粒結核，腎結核等多彩な病像を示す

Mycobacterium leprae：ハンセン病の起因菌であり，皮膚，四肢末梢神経を侵す．アミロイドーシスを合併することがある．感染経路は大量の鼻汁排菌者との長期の接触による飛沫吸入感染であり，主に小児，免疫不全者が感染する．曝露された子どもの10%が2〜10年の潜伏期の後に発症しうる．予防的治療が有効である．

Mycobacterium kansasii：主に高齢者，免疫不全者に肺結核に似た肺病変，全身感染を起こす．

Mycobacterium avium complex：慢性肺疾患や気管支拡張症が既往にある場合，肺の非定型抗酸菌症を起こす．また，進行したエイズ患者などで菌血症，全身感染を起こして問題となる．

想起すべき抗菌薬

Mycobacterium tuberculosis：一次抗結核薬と二次抗結核薬に分かれる．

一次抗結核薬はイソニアジド（INH），リファンピシン（RFP），ストレプトマイシン（SM），エタンブトール（EB），ピラジナマイド（PZA）である．これら薬剤を複数組み合わせ，初期治療はINH + RFP + PZA +（EBもしくはSM）を投与する．

Mycobacterium leprae：Dapsone，リファンピシン（RFP），Clofazimineの3剤を併用し最低2年間投与する．

クラリスロマイシン（CAM），ニューキノロン系，ミノサイクリン（MINO）も抗菌力がある．

Mycobacterium kansasii：イソニアジド（INH），リファンピシン（RFP），エタンブトール（EB）に感受性があり，併用投与する．

Mycobacterium avium complex：クラリスロマイシン（CAM）またはアジスロマイシン（AZM）とエタンブトール（EB）の併用が有効である．その他，ニューキノロン系，アミカシン（AMK）などは抗菌力を持つ．

⑨ *Aspergillus fumigatus*（アスペルギルス）
概説

Aspergillus の中で臨床上最も重要なものが *Aspergillus fumigatus* である．その他，*Aspergillus niger*，*Aspergillus flavus* なども起因菌となりうる．痰などの検体の染色や培養で陽性となる頻度は一般細菌に比べ低く，繰り返し検査することが必要である．培養には他の真菌全般と同様であるが，通常の細菌培養の培地とともにサブロー培地を用いる．侵襲性アスペルギルス症が疑われる患者では細胞壁ガラクトマンナンに対する血清学的検査（アスペルギルス抗原）を行う方法もある．

常在する臓器

人には常在しない．土壌やホコリなどに混在する．

主な感染臓器と感染症

臨床上，病型は以下のように分類される．

❶ アレルギー性気管支肺アスペルギルス症

アスペルギルスを吸引後にアスペルギルスに対する過敏反応により気管支喘息様の気道過敏症状を認めるもの．血液中の好酸球の増加，胸部 X 線上の浸潤影を伴う．

❷ アスペルギローマ

肺の空洞の中に fungus ball という菌塊を認める．

気管支拡張症や陳旧性肺結核空洞性病変のある患者に合併する．

❸ 侵襲性肺アスペルギローシス

急速に進行する肺炎像を呈し，腎臓，脳，心臓，副鼻腔などにも感染する．

抗癌剤などの化学療法後の好中球減少者や移植後の患者，免疫

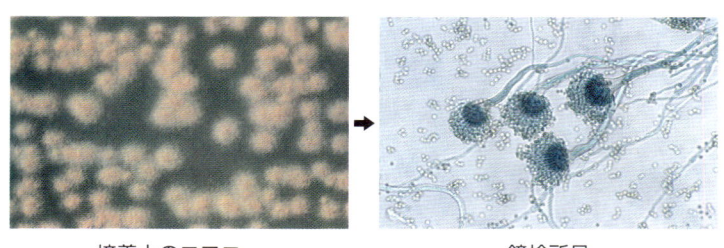

| 培養上のコロニー | 鏡検所見 |

菌糸自体は白色であるが，培養シャーレの裏から見ると緑色である．

不全者に認める．致死率が高い．
　❹ 表在感染
　角結膜炎や外耳炎などの原因にもなる．

想起すべき抗菌薬

　重症例ではアンホテリシン B（AMPH-B）またはボリコナゾール（VCRZ）が第一選択である．ミカファンギン（MCFG）も選択される．イトラコナゾール（ITCZ）も経口維持療法として用いられる．特に侵襲性肺アスペルギローシスでは長期の維持療法が必要である．

⑩ *Candida albicans*（カンジダ）
概説

　真菌感染の中で高頻度に見られる菌種である．グラム陽性に染色され，菌糸を伴う場合（M-form）と酵母様真菌（Y-form）の大きく2タイプに分かれる．培養は通常の細菌培養の培地とともにサブロー培地を用いる．

常在する臓器：皮膚，口腔粘膜，腸管

主な感染臓器と感染症

　市中感染の起因菌となるのは健常者で皮膚カンジダ症，抗菌薬使用者の口腔内カンジダ症，カンジダ腟炎がある．エイズ患者をはじめとする免疫不全者は抗菌薬が投与されなくても感染する．

表在性と深在性の2種に分かれる．

表在性：皮膚カンジダ症，口腔内カンジダ症，カンジダ膣炎

深在性：カンジダ食道炎，血管内カテーテル感染，カンジダ血症，腎盂腎炎，眼内炎，カンジダ血症に伴ったカンジダ眼内炎

近年，院内感染，特に血管内カテーテル感染によるカンジダ血症とそれに合併したカンジダ眼内炎などの深部感染が増えている．

想起すべき抗菌薬

全身的な感染症には経静脈的に抗真菌薬を投与する．特に有効なのはフルコナゾール（FLCZ），ミカファンギン（MCFG），アンホテリシンB（AMPH-B）である．フルコナゾール（FLCZ）は*Candida albicans*には大部分の症例で有効であるが，*Candida albicans*以外の菌種では効果が低い場合もあるので注意を要する．特に，*Candida krusei*，*Candida glabrata*に対しては無効である．ミカファンギン（MCFG）は*Candida*のほとんどの菌種に有効である．

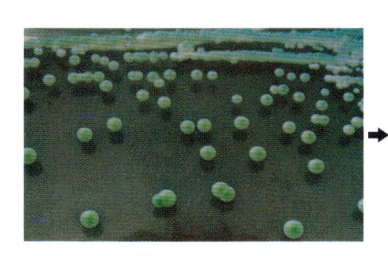

培養上のコロニー　　　　鏡検所見

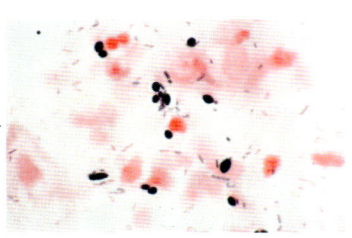

Column

真菌感染におけるアンホテリシン B（AMPH-B）とフルコナゾール（FLCZ）およびミカファンギン（MCFG）の感受性の違いについて

	AMPH-B	FLCZ	MCFG
Candida albicans	+	+	+
C. tropicalis	+	－〜+	+
C. parapsilosis	+	－〜+	±〜+
C. krusei	+	－	+
C. glabrata	+	－	+
C. lusitaniae	－	－〜+	+
Aspergillus	+	－	+
Cryptococcus	+	+	－

　+は効果あり，－は効果なしを示すが，さまざまなカンジダに対する感受性を比較すると，フルコナゾールはカンジダ属では，*Candida albicans* に効果的な抗真菌薬である．また，フルコナゾール耐性のカンジダもあり，他の真菌ではクリプトコッカスには有効であるが，アスペルギルスなどには無効であるため，感受性のある菌種に限定的に投与されるべき抗真菌薬であることがわかる．

　ミカファンギンはカンジダ属全般およびアスペルギルスに抗菌力を有するが，クリプトコッカスには無効である．

冒頭の解説

こんなことを質問されたことはありませんか？

『A 群 β 溶連菌の A 群って？ β は何を意味するか？ 感染性心内膜炎の起因菌である viridans group と緑色連鎖球菌は同じ？ 違う？』

【解説】

　Streptococcus sp.（連鎖球菌）は Lancefield の分類により，その抗原性から A 群より 20 程度分類されている．また，溶血性を α，β， γとその性状より分類している．つまり，A 群 β 溶連菌とは Lancefield の分類で A 群を示し，β 溶血を示す細菌ということである．

また，viridans group と緑色連鎖球菌は臨床的にはほぼ同等の意味に扱われ，亜急性感染性心内膜炎の主要な起因菌である．

『腸内細菌科って腸内に常在する細菌のこと？』

【解説】
腸内細菌科とは腸内にいる細菌という意味ではない．ブドウ糖発酵性，通性嫌気性，チトクロームオキシダーゼ陰性のグラム陰性桿菌が腸内細菌科といわれているものである．

どんな細菌が頭に浮かびますか？

『検査科より培養検査の途中経過で，グラム陰性ブドウ糖非発酵菌であると報告があった．』

【解説】
Pseudomonas aeruginosa（緑膿菌），*Acinetobacter* sp., *Stenotrophomonas maltophilia*，*Burkholderia cepacia* などは代表的なグラム陰性ブドウ糖非発酵菌である．院内で分離され，院内感染の重要な細菌である．

この言葉聞いたことありますか？

『BLNAR，VRE，PRSP って？』

【解説】
本文参照ください．

参考図書
1. Gorbach SL, Bartlett JG, Blacklow NR：Infectious Diseases, 2nd ed. Saunders, 1998
2. Sleigh JD, Timbury MC：Notes on Medical Bacteriology, 5th ed. Churchill Livingstone, 1998

3. Betts RF, Chapman SW, Penn RL：A Practical Approach To Infectious Diseases, 5th ed. Lippincott Williams & Willkins, 2002

参考文献

1. Lowy FD：Staphylococcus aureus Infections. *N Engl J Med* 339：520-532, 1998
2. 古川恵一：細菌感染症. 認定医・専門医のための内科学レビュー'99，総合医学社，pp286-295, 1999

其の5

各種抗菌薬の分類

こんな質問に答えられますか？

βラクタム剤とはどういう薬剤を指すのだろうか？

第三世代セフェム系抗菌薬には何が含まれるか？

CEZ，CAZ，VCM，TEICって何のこと？

クラリスロマイシン（CAM）の静注薬はありますか？

**どの薬剤がどの系統か？
一般名と商品名が一致しない方はこちらを．**

この項目の**ポイント！**と使い方

- 抗菌薬の一般名，商品名，略語を覚える
- セフェム系抗菌薬は第一世代から第四世代に分かれる
- 静注薬しかない薬剤，経口薬しかない薬剤はどれかがわかります

目次

1. ペニシリン系（→91頁）
2. 第一世代セフェム（→91頁）
3. 第二世代セフェム（→92頁）
4. 第三世代セフェム（→92頁）
5. 第四世代セフェム（→92頁）
6. オキサセフェム系（→92頁）
7. モノバクタム系（→92頁）
8. カルバペネム系（→92頁）
9. アミノグリコシド系（→93頁）
10. ニューキノロン系（→93頁）
11. マクロライド系（→93頁）
12. ケトライド系（→93頁）
13. リンコマイシン系（→93頁）
14. テトラサイクリン系（→94頁）
15. グリコペプチド系（→94頁）
16. サルファ剤（→94頁）
17. アゾール系抗真菌剤（→94頁）
18. その他の抗真菌剤（→94頁）

> **基本原則**
>
> - いわゆるβラクタム剤にはペニシリン系，セフェム系，カルバペネム系，モノバクタム系，オキサセフェム系がある．
> - 一般名と略称，商品名を記憶すれば抗菌薬を想起しやすくなる．
> - 内服薬のみのもの，静注薬のみのもの，いずれもあるものなど分けて記憶する．

以下に分類ごとの代表的薬剤を挙げる．
下線があるのは経口薬のみ，
＊がついているのは経口，静注いずれもあるもの

1. ペニシリン系

ペニシリン G（PCG）…ペニシリン G カリウム
アンピシリン（ABPC）…ビクシリン
<u>アモキシシリン（AMPC）</u>…パセトシン，サワシリン
アンピシリン/スルバクタム（ABPC/SBT）…ユナシン-S
<u>オーグメンチン（AMPC/CVA）</u>…オーグメンチン S
ピペラシリン（PIPC）…ペントシリン
ピペラシリン/タゾバクタム（PIPC/TAZ）…タゾシン

2. 第一世代セフェム

セファゾリン（CEZ）…セファメジンα，オーツカCEZ注-MC
セファロリジン（CER）…ケフロジン
<u>セファクロル（CCL）</u>…ケフラール
<u>セファドロキシル（CDX）</u>…セドラール
<u>セファレキシン（CEX）</u>…ケフレックス

3. 第二世代セフェム
セファマンドール（CMD）…ケフドール
セフォチアム（CTM）…パンスポリン*, ハロスポア
セフロキシム（CXM）…オラセフ, ジナセフ
セフメタゾール（CMZ）…セフメタゾン

4. 第三世代セフェム
<u>セフィキシム（CFIX）…セフスパン</u>
<u>セフカペン（CFPN）…フロモックス</u>
<u>セフジトレン（CDTR）…メイアクト</u>
<u>セフジニル（CFDN）…セフゾン</u>
<u>セフポドキシム（CPDX-PR）…バナン</u>
セフォタキシム（CTX）…セフォタックス, クラフォラン
セフタジジム（CAZ）…モダシン
セフトリアキソン（CTRX）…ロセフィン
セフォペラゾン（CPZ）…セフォペラジン, セフォビット
セフォペラゾン＋スルバクタム（CPZ/SBT）…スルペラゾン
セフチゾキシム（CZX）…エポセリン

5. 第四世代セフェム
セフェピム（CFPM）…マキシピーム
セフピロム（CPR）…ブロアクト, ケイテン
セフォゾプラン（CZOP）…ファーストシン

6. オキサセフェム系
ラタモキセフ（LMOX）…シオマリン
フロモキセフ（FMOX）…フルマリン

7. モノバクタム系
アズトレオナム（AZT）…アザクタム

8. カルバペネム系
イミペネム・シラスタチン（IPM/CS）…チエナム

パニペネム・ベタミプロン（PAPM/BP）…カルベニン
メロペネム（MEPM）…メロペン
ファロペネム（FRPM）…ファロム

9. アミノグリコシド系
アミカシン（AMK）…ビクリン，硫酸アミカシン，
　　　　　　　　　　　　アミカマイシン
トブラマイシン（TOB）…トブラシン
ゲンタマイシン（GM）…ゲンタシン
カナマイシン（KM）…カナマイシン
イセパマイシン（ISP）…エクサシン
アルベカシン（ABK）…ハベカシン

10. ニューキノロン系
レボフロキサシン（LVFX）…クラビット
オフロキサシン（OFLX）…タリビット
シプロフロキサシン（CPFX）…シプロキサン*
スパルフロキサシン（SPFX）…スパラ
トスフロキサシン（TFLX）…オゼックス，トスキサシン
ガチフロキサシン（GFLX）…ガチフロ

11. マクロライド系
クラリスロマイシン（CAM）…クラリシッド
アジスロマイシン（AZM）…ジスロマック
エリスロマイシン（EM）…エリスロシン，アイロタイシン

12. ケトライド系
テリスロマイシン（TEL）…ケテック

13. リンコマイシン系
クリンダマイシン（CLDM）…ダラシン*

14. テトラサイクリン系
ドキシサイクリン（DOXY）…ビブラマイシン
ミノサイクリン（MINO）…ミノマイシン*

15. グリコペプチド系
バンコマイシン（VCM）…バンコマイシン*
テイコプラニン（TEIC）…タゴシッド

16. サルファ剤
ST（スルファメトキサゾール/トリメトプリム）合剤（TMP/SMX）…バクタ，バクトラミン

17. アゾール系抗真菌剤
フルコナゾール（FLCZ）…ジフルカン*
イトラコナゾール（ITCZ）…イトリゾール
ボリコナゾール（VRCZ）…ブイフェンド

18. その他の抗真菌剤
アンホテリシンB（AMPH-B）…ファンギゾン*
ミカファンギン（MCFG）…ファンガード
5-FC…アンコチル

Column

グラム染色による抗菌薬の選択法

　グラム染色により，その形態や大きさから起因菌を推定し抗菌薬選択の参考にすることが可能である

【GPC：gram positive coccus　グラム陽性球菌】

❶ chain（鎖状に連なっている場合）
　　Streptococcus（連鎖球菌）→ペニシリン系，セフェム系
　　Enterococcus（腸球菌）→ペニシリン系＋アミノグリコシド系
❷ cluster（塊，ブドウの房状になっている場合）
　　Staphylcoccus aureus（黄色ブドウ球菌）

→セファゾリン（第一世代セフェム），MRSA では VCM（バンコマイシン）
❸ lancet（2つの細菌が互いに寄り添うように認められる場合）
　　Pneumococcus（*Streptococcus pneumoniae*：肺炎球菌）
　　→ペニシリン系，セフェム系

【GNC：gram negative coccus　グラム陰性球菌】
❶ kidney shape（細菌の形態がソラ豆状に認められる場合）
　　Neisseria（淋菌，髄膜炎菌），*Moraxella catarrhalis*
　　→第二世代以上のセフェム系，ニューキノロン系

【GPR：gram positive rods　グラム陽性桿菌】
❶ *Listeria monocytogenes*（リステリア）
　　→ペニシリン系，ABPC（アンピシリン）と GM（ゲンタマイシン）を併用する．
　　Corynebacterium
　　→VCM（バンコマイシン），ABPC（アンピシリン）

【GNR：gram negative rods　グラム陰性桿菌】
　グラム陰性桿菌は鏡検上の大まかな大きさより推測することができる．
❶ small
　　…*Pseudomonas aeruginosa*（緑膿菌）
　　　→PIPC（ピペラシリン），CAZ（セフタジジム），AZT（アズトレオナム），カルバペネム系，ニューキノロン系，アミノグリコシド系
　　…*Stenotrophomonas maltophilia*
　　　→ST 合剤，ニューキノロン系
❷ large…*Escherichia coli*（大腸菌），*Proteus mirabilis*
　　→セフェム系，カルバペネム系，ニューキノロン系
❸ large（莢膜を有する）…*Klebsiella pneumoniae*（肺炎桿菌：クレブシェラ）
　　→セフェム系，カルバペネム系，ニューキノロン系
❹ coccobacilli（球桿菌）…*Haemophilus influenzae*（インフルエンザ菌）
　　→第二世代以上のセフェム系，カルバペネム系，ニューキノロン系，βラクタマーゼ阻害剤とペニシリン系の合剤
❺ mixed…anaerobic organism（嫌気性菌であることが多い）
　　→CLDM（クリンダマイシン），CMZ（セフメタゾール），ABPC/SBT（アンピシリンとβラクタマーゼ阻害剤の合剤），PIPC/TAZ（ピペラシリンとβラクタマーゼ阻害剤の合剤），カルバペネム系

冒頭の解説

こんな質問に答えられますか？

βラクタム剤とはどういう薬剤を指すのだろうか？

【解説】
βラクタム環を基本構造に持つ抗菌薬剤をいう．ペニシリン系，セフェム系，カルバペネム系，オキサセフェム系，モノバクタム系などである．

第三世代セフェム系抗菌薬には何が含まれるか？

【解説】
主にはセフィキシム（CFIX），セフカペン（CFPN），セフジトレン（CDTR），セフジニル（CFDN），セフポドキシム（CPDX-PR），セフォタキシム（CTX），セフタジジム（CAZ），セフトリアキソン（CTRX）などが含まれる．

CEZ，CAZ，VCM，TEICって何のこと？

【解説】
CEZ（セファゾリン：第一世代セフェム系），CAZ（セフタジジム：第三世代セフェム系），VCM（バンコマイシン），TEIC（テイコプラニン）

クラリスロマイシン（CAM）の静注薬はありますか？

【解説】
クラリスロマイシンの静注薬はない．

其の6

代表的な抗菌薬の特徴

こんな質問に答えられますか？

CASE 1

ペニシリン系抗菌薬の中で ABPC/SBT という略称の抗菌薬がある．SBT とは何か？ また，他のペニシリン系抗菌薬に比較し，どのような性質が異なっているか？

CASE 2

カルバペネム系抗菌薬の代表的薬剤は IPM/CS（イミペネム/シラスタチン）であるが，この薬剤の副作用である痙攣誘発性はどのような患者に認めやすいだろうか？

CASE 3

80 歳男性．脳梗塞症で入院中．入院経過中，MRSA による中心静脈カテーテル関連感染を合併し，VCM（バンコマイシン）で治療中であった．VCM を投与したところ顔面から体幹にかけて紅斑を認めた．この患者に何が起きたのだろうか？

CASE 4

マクロライド系抗菌薬剤を *Haemophilus influenzae*（インフルエンザ菌）に対する抗菌力で比較すると最も有効性が高いのは何か？

抗菌薬の名前を見ても，
何がなにやらさっぱりわからない方はここを読んでください！

この項目の**ポイント！**と使い方

- 抗菌薬にはそれぞれ異なった性質（作用機序，副作用，投与上の注意）がある
- 抗菌薬にも特徴的な副作用がある！
- 通常投与量と代表的な適応症とは？
- 抗菌薬投与上，第一選択にならない薬剤があることを覚える

目次

① ペニシリン系（→101頁）
　ペニシリンG（PCG）：ペニシリンGカリウム　　101
　アンピシリン（ABPC）：ビクシリン　　102
　アンピシリン／スルバクタム（ABPC／SBT）：ユナシン-S　　102
　ピペラシリン（PIPC）：ペントシリン　　103
　ピペラシリン／タゾバクタム（PIPC／TAZ）：タゾシン　　103

② 第一世代セフェム（→104頁）
　セファゾリン（CEZ）：セファメジンα　　104

③ 第二世代セフェム（→104頁）
　セフォチアム（CTM）：パンスポリン　　104
　セフメタゾール（CMZ）：セフメタゾン　　105
　セフロキシム（CXM）：オラセフ　　105

④ 第三世代セフェム（→105頁）
　セフタジジム（CAZ）：モダシン　　106
　セフォタキシム（CTX）：クラフォラン，セフォタックス　　106
　セフトリアキソン（CTRX）：ロセフィン　　107
　セフォペラゾン／スルバクタム（CPZ／SBT）：スルペラゾン　　107

⑤ 第四世代セフェム（→107頁）
　セフェピム（CFPM）：マキシピーム　　108

セフピロム（CPR）：ケイテン　　108
⑥ モノバクタム系（→108頁）
　　アズトレオナム（AZT）：アザクタム　　108
⑦ カルバペネム系（→109頁）
　　イミペネム／シラスタチン（IPM／CS）：チエナム　　110
　　メロペネム（MEPM）：メロペン　　110
⑧ アミノグリコシド系（→110頁）
　　ゲンタマイシン（GM）：ゲンタシン　　111
　　トブラマイシン（TOB）：トブラシン　　111
　　アミカシン（AMK）：ビクリン　　112
　　アルベカシン（ABK）：ハベカシン　　112
⑨ ニューキノロン系（→112頁）
　　レボフロキサシン（LVFX）：クラビット　　113
　　シプロフロキサシン（CPFX）：シプロキサン　　113
⑩ マクロライド系（→114頁）
　　エリスロマイシン（EM）：エリスロシン　　115
　　クラリスロマイシン（CAM）：クラリシッド，クラリス　　115
　　アジスロマイシン（AZM）：ジスロマック　　116
⑪ リンコマイシン系（→116頁）
　　クリンダマイシン（CLDM）：ダラシン　　116
⑫ テトラサイクリン系（→117頁）
　　ドキシサイクリン（DOXY）：ビブラマイシン
　　ミノサイクリン（MINO）：ミノマイシン　　117
⑬ その他（→118頁）
　　テリスロマイシン（TEL）：ケテック　　118
　　バンコマイシン（VCM）：バンコマイシン　　118
　　ST合剤（SMX／TMP）：バクタ，バクトラミン　　119
　　メトロニダゾール：フラジール　　120
　　ダルフォプリスチン／キヌプリスチン：シナシッド　　121
　　リネゾリド：ザイボックス　　121
⑭ 抗真菌薬（→122頁）
　　アンホテリシンB（AMPH－B）：ファンギゾン　　122
　　フルコナゾール（FLCZ）：ジフルカン　　123

イトラコナゾール（ITCZ）：イトリゾール　　123
　　ボリコナゾール（VRCZ）：ブイフェンド　　124
　　5－FC（フルシトシン）：アンコチル　　125
　　ミカファンギン（MCFG）：ファンガード　　126
⑮ 抗結核薬（→126頁）
　　イソニアジド（INH）：イスコチン，ヒドラジット，ヒドラ　　127
　　リファンピシン（RFP）：リファジン，リマクタン　　127
　　エタンブトール（EB）：エブトール，エサンブトール　　127
　　ストレプトマイシン（SM）：硫酸ストレプトマイシン　　127
　　ピラジナマイド（PZA）：ピラマイド　　128
⑯ 抗ウイルス薬（→128頁）
　　アシクロビル（ACV）：ゾビラックス，アシクリル，ビクロックス　　128
　　バラシクロビル：バルトレックス　　128
　　オセルタミビル：タミフル　　129

基本原則

それぞれの抗菌薬がどの系統の薬剤に分類され，抗菌力や副作用を理解し，投与量を記憶する．投与量は感染症治療の原則である"必要にして十分な量"を投与しなければならず各抗菌薬について十分な理解が必要である．

① ペニシリン系

概説：βラクタム系抗菌薬の代表．βラクタム系はすべて細菌の細胞壁の合成阻害がその作用機序である．最近では広域抗菌薬剤が汎用される傾向にあるが，安全性が高く，耐性菌の出現が比較的少ない，安価であるという面でより積極的に用いられるべき抗菌薬である．

ペニシリン G（PCG）：ペニシリン G カリウム

最も基本的な抗菌薬の一つ．抗菌スペクトラムはブドウ球菌を除くグラム陽性球菌，連鎖球菌，嫌気性菌（*Bacteroides* は除く）の一部である．

適応症：連鎖球菌による感染性心内膜炎，溶連菌感染，感受性のある肺炎球菌性肺炎や髄膜炎である．最近では PRSP（ペニシリン耐性肺炎球菌）が問題視され，肺炎球菌による髄膜炎の場合，その適応は慎重を要する．

注意！：静注薬はカリウム塩のため，投与の際に血管痛の合併症が多いことを覚えておく．

常用量：亜急性感染性心内膜炎　1,800 万単位〜2,400 万単位/日・分 6
中枢神経梅毒　　　1,800 万単位〜2,400 万単位/日・分 6
肺炎球菌性肺炎　　800 万単位〜1,200 万単位/日・分 4
重症扁桃腺炎　　　800 万単位〜1,200 万単位/日・分 4

アンピシリン(ABPC):ビクシリン

　広域ペニシリンの一つ.特に *Enterococcus*(腸球菌)に対する抗菌力を持つことが特徴である.また,グラム陰性桿菌の一部 *Proteus mirabilis*,*Escherichia coli*(大腸菌)の約 70％や *Haemophilus influenzae*(インフルエンザ菌)の約 70～80％などに抗菌力を持つ.また,*Listeria monocytogenes* に対する第一選択薬である.

適応症:ペニシリン G の適応に加え *Listeria* による髄膜炎や感受性のある *Escherichia coli*(大腸菌)などによる腎盂腎炎などである.

注意!:*Enterococcus faecalis* による感染性心内膜炎などの重症例ではゲンタマイシン(GM)と併用する.

常用量:4～12 g(髄膜炎・心内膜炎では 12 g)/日・分 4～6
(本邦の保険適応量は 1～4 g/日　髄膜炎・心内膜炎では大量投与可)

アンピシリン/スルバクタム(ABPC/SBT):ユナシン-S

　ペニシリン系抗菌薬アンピシリンと β ラクタマーゼ阻害剤であるスルバクタムの合剤である.抗菌スペクトラムは特に,*Haemophilus influenzae*(インフルエンザ菌)などの β ラクタマーゼ産生菌や黄色ブドウ球菌(MSSA),一部のグラム陰性桿菌(*Escherichia coli*,*Klebsiella pneumoniae* などには感受性あり.ブドウ糖非発酵菌や *Serratia*,*Enterobacter* などは除く)を含む.
　また嫌気性菌(*Bacteroides* など)に対する抗菌力も良好である.
　このような β ラクタマーゼ阻害剤を合わせた経口ペニシリン薬にアモキシシリン/クラブラン酸(AMPC/CVA:商品名オーグメンチン)がある.

適応症:市中肺炎,中耳炎,副鼻腔炎,扁桃周囲炎など連鎖球菌,インフルエンザ菌の関与する感染症.誤嚥性肺炎,腹腔内感染,骨盤内感染など嫌気性菌感染や混合感染にも適応がある.

常用量:4.5～6.0 g/日・分 3～4

ピペラシリン(PIPC):ペントシリン

アンピシリンの抗菌スペクトラムに加え,*Pseudomonas aeruginosa*(緑膿菌)や *Escherichia coli*(大腸菌)の約 70%,*Klebsiella* の 70〜80%,*Enterobacter*,嫌気性菌(*Bacteroides* の 60〜80%に有効)に対する抗菌力を持つ.

適応症:緑膿菌感染や顆粒球減少患者の発熱の際にトブラシン(TOB)などのアミノグリコシド系と併用して用いられる.

注意!:ペニシリン系で anti-pseudomonal drug(抗緑膿菌抗菌薬)として重要である.

常用量:4〜12 g/日
(保険適応量は 2〜8 g/日)
<u>通常 2 g/日では緑膿菌などには十分な抗菌力は得られない.</u>

ピペラシリン/タゾバクタム(PIPC/TAZ):タゾシン

ピペラシリン(PIPC)と β ラクタマーゼ阻害剤であるタゾバクタム(TAZ)との合剤である.タゾバクタムは他の β ラクタマーゼ阻害剤であるスルバクタム(SBT)よりも β ラクタマーゼの阻害効果が高い.グラム陽性菌(MSSA を含む),グラム陰性桿菌(*Haemophilus influenzae*,*Pseudomonas aeruginosa*,*Enterobacter*,*Serratia* を含む),嫌気性菌など広くカバーしている.

ピペラシリンに比べグラム陰性桿菌や嫌気性菌に対する抗菌力は高い.

適応症:緑膿菌を含む複数菌感染症,腹腔内感染症,骨盤腔内感染症,院内肺炎,尿路感染,敗血症

注意!:好中球減少者の発熱,敗血症などの重篤な感染の場合,アミノグリコシド系薬剤との併用で相乗効果が得られる.

常用量:2.5 g 6〜12 時間毎
合計 5.0〜10.0 g/日

② 第一世代セフェム

概説：セフェム系抗菌薬において第一世代は，特にグラム陽性球菌である黄色ブドウ球菌（MSSA），連鎖球菌などにすぐれた抗菌力を持つ．一方，グラム陰性桿菌では *Escherichia coli*（大腸菌），*Klebsiella* などに有効であるが，第二世代以降のセフェムに比べ抗菌力は劣る．

セファゾリン（CEZ）：セファメジンα

代表的な第一世代セフェム．概説にあるとおり，グラム陽性球菌，特に黄色ブドウ球菌（MSSA）に対して抗菌力がすぐれている．

適応症：創部軟部組織感染，外科手術前後の感染予防
　　　　　黄色ブドウ球菌（MSSA）感染症
常用量：1.0〜2.0 g　8〜12 時間毎
　　　　　合計 2.0〜6.0 g/日（保険適応量は最大 5.0 g/日まで）

③ 第二世代セフェム

概説：セフェム系において第二世代は適応が広く，実際，臨床においても多用される傾向にある．グラム陰性桿菌感染症においては抗菌力という点で第三，第四世代に比べてやや劣る．第二世代は重症感染には不向きである．また，黄色ブドウ球菌などのグラム陽性球菌が起因菌である場合，第一世代を選択することが重要である．抗菌力はグラム陽性球菌に加え，グラム陰性桿菌である *Escherichia coli*（大腸菌），*Klebsiella* に対しては第一世代よりも良好である．ただし，*Pseudomonas aeruginosa*（緑膿菌）や *Enterobacter*，*Serratia* などの院内感染性のグラム陰性桿菌には，抗菌力はほとんど持たない．

セフォチアム（CTM）：パンスポリン
　セフォチアムは第二世代セフェム系抗菌薬の代表的抗菌スペク

トラムを持つ．黄色ブドウ球菌や連鎖球菌，*Haemophilus influenzae*（インフルエンザ菌），*Escherichia coli*（大腸菌），*Klebsiella* といった広い範囲の菌に抗菌力を持つ非常にバランスのとれた抗菌薬である．

適応症：市中肺炎，副鼻腔炎，腎盂腎炎など
注意！：嫌気性菌には抗菌力を十分に持たないので注意が必要である．
常用量：1.0〜2.0 g　8〜12 時間毎
　　　　　合計 2.0〜4.0 g/日（保険適応量は 4 g/日まで）

セフメタゾール（CMZ）：セフメタゾン

　セフメタゾールはセフォチアムと類似の抗菌スペクトラムに加え嫌気性菌の *Bacteroides* に対しても抗菌力を併せ持っている．

適応症：誤嚥性肺炎，腹腔内感染，グラム陽性菌および陰性菌，嫌気性菌の混合感染，結腸・直腸手術時の感染予防
常用量：1.0〜2.0 g　8〜12 時間毎
　　　　　合計 2.0〜4.0 g/日（保険適応量は 4 g/日まで）

セフロキシム（CXM）：オラセフ

　セフォチアム（CTM）と同様の抗菌スペクトラムを持つ．
　グラム陽性球菌に対しては第一世代よりも抗菌力は劣る．

適応症：セフォチアムとほぼ同様
常用量：750 mg（分 3）最大 1,500 mg まで（経口）

④ 第三世代セフェム

> **概説**：第一世代に比べ，グラム陽性球菌に対し，抗菌力は同等もしくはやや劣る．セフォタキシム（CTX），セフトリアキソン（CTRX）は肺炎球菌（ペニシリン耐性菌も含む）に対してはよりすぐれている．グラム陰性桿菌に対してはよりすぐれた抗菌力を持つ．ただし，そのスペクトラムは，各抗菌薬でそれぞれ

異なるため注意を要する．一般に髄液移行性が良好であり，髄膜炎にはよい適応である．また，緑膿菌や *Enterobacter* や *Serratia* に対しては耐性獲得が起こりうるので，耐性獲得を防ぎ抗菌効果を高めるためアミノグリコシド系との併用が勧められる．

セフタジジム（CAZ）：モダシン

　グラム陽性菌については他の第三世代と比べて劣る．本剤の特徴は *Pseudomonas aeruginosa*（緑膿菌）に対する抗菌力を持ち，第三世代の中では *Pseudomonas aeruginosa*（緑膿菌）を含めたグラム陰性桿菌に対して最もすぐれていることである（80〜90％）．嫌気性菌，*Bacteroides* に対する抗菌力は弱い．

適応症：院内肺炎，院内の尿路感染，顆粒球減少患者の発熱時
注意！：カルバペネム系耐性の緑膿菌はしばしばセフタジジムに感受性を持つ．
常用量：1.0〜2.0 g/回　8 もしくは 12 時間毎
　　　　　合計 2.0〜6.0 g/日（保険適応量は 4 g/日まで）

セフォタキシム（CTX）：クラフォラン，セフォタックス

　第三世代セフェム系の代表的薬剤．グラム陽性菌の中では連鎖球菌，肺炎球菌（ペニシリン耐性肺炎球菌：PRSP も含む）にすぐれた抗菌力を持つ．黄色ブドウ球菌（MSSA）に対しては第一，第二世代セフェムよりも劣る．グラム陰性菌には *Haemophilus influenzae*（インフルエンザ菌）および腸内細菌科の菌に対しすぐれた抗菌力を持つ．また，嫌気性菌についても抗菌力を持つが，*Bacteroides* には 60〜80％に抗菌力を持つ．

適応症：重症グラム陰性桿菌感染症，腸チフス，サルモネラ菌血症，髄膜炎，重症市中肺炎，重症尿路感染など
注意！：ブドウ糖非発酵菌である *Pseudomonas aeruginosa*（緑膿菌）や *Acinetobacter* などには無効である．
常用量：1.0〜2.0 g/回　6〜12 時間毎　合計 2.0〜8.0 g/日

髄膜炎では 8〜12 g/日・分 4〜6
（保険適応量は 4 g/日まで）

セフトリアキソン（CTRX）：ロセフィン

　抗菌スペクトラムはセフォタキシムとほぼ同様である．
　本薬剤の特徴はその長い血中濃度半減期にある．半減期は約 7 時間であり，1 日 1 回のみの投与が可能である．この特性があるため外来や在宅での 1 日 1 回の注射による治療も可能である．
適応症：セフォタキシムに準ずる
常用量：1.0〜2.0 g　12〜24 時間毎　合計 1.0〜4.0 g/日
（4 g/日・分 2 は髄膜炎，重症敗血症，重症市中肺炎での投与量）

セフォペラゾン/スルバクタム（CPZ/SBT）：スルペラゾン

　セフォペラゾンと β ラクタマーゼ阻害薬であるスルバクタムの合剤である．セフォペラゾンは抗緑膿菌作用があり，胆道排泄であることが特徴である．肝胆道系感染などに適している．また，プロトロンビン時間の延長や断酒剤である，ジスルフィラム様作用を副作用として持つ．髄液移行性は他の第 3 世代セフェムと比べ不良である．
適応症：肝胆道系感染，腹腔内感染など
常用量：0.5〜1.0 g　12 時間毎
　　　　　合計 1.0〜2.0 g/日（重症例は 4.0 g/日まで投与可）

⑤ 第四世代セフェム

> **概説**：グラム陰性桿菌については第三世代に耐性獲得した菌（*Enterobacter*，*Serratia*，*Citrobacter* など）にも抗菌力を持ち，現時点では耐性菌の出現も少ない．また，緑膿菌についてもセフタジジムと同等の抗菌力を持つ．グラム陽性球菌は第三世代セフェムのセフォタキシムと同等である．

ただし，*Enterococcus*（腸球菌），MRSA については抗菌力を持たないため注意する．適応としては，主に院内感染で第三世代セフェム耐性菌の可能性があるグラム陰性桿菌による重症感染症，敗血症，好中球減少者の発熱時などである．

セフェピム（CFPM）：マキシピーム

適応症：重症院内性肺炎，敗血症，好中球減少者の発熱など
注意！：通常市中の一般感染では第一選択とはならない．
常用量：1.0〜2.0 g　静注　8〜12 時間毎
　　　　　合計 2.0〜4.0 g/日（保険適応量は 4 g/日まで）

セフピロム（CPR）：ケイテン

適応症：適応はセフェピムと同様である（重症院内性肺炎，敗血症，好中球減少者の発熱など）．
注意！：市中の一般感染では第一選択とはならない．
常用量：1.0〜2.0 g　静注　8〜12 時間毎
　　　　　合計 2.0〜4.0 g/日（保険適応量は 4 g/日まで）

⑥ モノバクタム系

概説：モノバクタム系はβラクタム系抗菌薬でありながら，きわめて特徴的な性質を持っている．グラム陽性菌や嫌気性菌には抗菌力を持たず，*Pseudomonas aeruginosa*（緑膿菌）を含むグラム陰性桿菌にのみ抗菌力を発揮する．また，ペニシリンやセフェムにアレルギーのある患者でも投与できる（交差反応がないとされている）．このような特徴的な性質を持つため，通常の感染症において第一選択とはなり得ない．※時にセフタジジム（CAZ）との交差反応は起こりうる．

アズトレオナム（AZT）：アザクタム

　上記の概説にも書いてあるとおり，*Pseudomonas aeruginosa*（緑膿菌）を含むグラム陰性桿菌に対してのみ抗菌力を有する．

適応症：Empiric therapy として単剤投与の機会は少なく，抗菌スペクトラムにグラム陽性菌や嫌気性菌を含んだ抗菌薬と併用されることが多い．

　例えば，クリンダマイシン（CLDM）との併用で腹腔内感染や院内肺炎に対して用いられ，また院内発症の敗血症，顆粒球減少患者の発熱などに対しバンコマイシンと併用して用いられる．

　また，起因菌と感受性が明らかなグラム陰性桿菌感染症で，ペニシリン，セフェムに対しアレルギーがある場合，単剤投与もなされる．

常用量：1.0～2.0 g　静注　6～12 時間毎
　　　　合計 2.0～4.0 g/日（保険適応量は 4 g/日まで）

⑦ カルバペネム系

概説：きわめて広い抗菌スペクトラムを有する．グラム陽性菌，グラム陰性菌，嫌気性菌の大部分をカバーし，抗菌力もすぐれている．また，一般に *Pseudomonas aeruginosa*（緑膿菌）などの院内感染菌にも良好な抗菌力を持つ．ただし，*Enterococcus*（腸球菌）に対する抗菌力はペニシリン系よりも劣り，ブドウ糖非発酵菌である，*Stenotrophomonas maltophilia* や *Pseudomonas cepacia* には抗菌力を持たない．耐性菌の出現を抑えるため乱用は避ける．カルバペネム系は MRSA や VRE などには抗菌力を持たない．最近投与可能になった静注用ニューキノロン系抗菌薬と同様，<u>抗菌薬の最終兵器であることを肝に銘じておく．</u>

イミペネム/シラスタチン（IPM/CS）：チエナム

　カルバペネム系の代表的抗菌薬．シラスタチンはイミペネム自体の腎臓での分解を抑えるために配合されている．概説にもあるように大部分の細菌に抗菌力を持つが，緑膿菌に対してはアミノグリコシド系を併用する．

適応症：各種重症感染，敗血症，好中球減少者の発熱
　　　　その強い抗菌スペクトラムから重症感染以外は一般感染の第一選択薬とはならない．
注意！：痙攣の既往のある患者，腎機能障害のある高齢者，中枢神経系の感染症の場合，大量投与で痙攣誘発の可能性があり注意する．
常用量：0.5〜1.0 g　6〜12 時間毎
　　　　合計 1.0〜2.0 g/日（保険適応量は 2.0 g/日まで）

メロペネム（MEPM）：メロペン

　抗菌力についてはイミペネムとほぼ同様であるが，特徴として痙攣誘発の性質がないか，きわめて低いことである．このことから，髄膜炎についても適応が拡がりつつある．

常用量：0.5〜1.0 g　6〜12 時間毎
　　　　合計 1.0〜3.0 g/日（保険適応量は 2 g/日まで）
　　　　成人の髄膜炎では 3.0〜4.0 g/日・分 3〜4

⑧ アミノグリコシド系

> **概説**：グラム陰性桿菌に対し殺菌的に働き，その抗菌力は濃度依存的である．
> 　また，PAE（post antibiotic effect）があり，MIC（最小発育阻止濃度）以下でも抗菌力は 2〜3 時間持続する．最近，1 日 1 回投与法が行われており，従来の分割法に比べ，<u>抗菌効果は同等で腎障害が少ないか，もしくは同等であるとされている</u>．また，アミノグリコシド系で腎障害は問題となる合併症である

が，最高血中濃度に依存するのではなく，trough（トラフ：最低血中濃度）濃度に依存するとされている（2μg/ml 以上の trough 値で腎障害のリスクが高い）．このことからも trough 濃度が高く保たれる分割法は推奨されない．経口からは吸収されないことや嫌気性菌には抗菌力を有さないことも本剤の特徴．ただし，1日1回投与法よりも分割投与法のほうがよい例外として，腸球菌の感染性心内膜炎の場合，が挙げられる．

アミノグリコシド系抗菌薬の腎機能障害のリスクファクター
- trough（トラフ）濃度が2μg/ml 以上
- 投与期間が長期（10 日以上）
- 以前にアミノグリコシド系薬剤の投与の既往がある場合
- 利尿剤，シスプラチン，アンホテリシンB，サイクロスポリン，バンコマイシンといった薬剤との併用
- 高齢者
- 慢性腎不全
- 肝不全・黄疸
- 脱水
- 臨床的に状態が重篤な場合

ゲンタマイシン（GM）：ゲンタシン
トブラマイシン（TOB）：トブラシン

代表的アミノグリコシド系抗菌薬．概説にあるようにグラム陰性桿菌に対し良好な抗菌力を持ち，院内感染菌である腸内細菌科や，緑膿菌に対しても抗菌力を持つ．基本的には耐性獲得が起こりにくい抗菌薬ではあるが，単剤投与では無効な例もあり，βラクタム薬と併用をする場合が多い．また，ゲンタマイシンとトブラマイシンの違いはトブラマイシンのほうが緑膿菌に対する抗菌力はすぐれているが，一般のグラム陰性桿菌やグラム陽性菌についてはゲンタマイシンのほうがすぐれていることである．

注意！：腸球菌の感染性心内膜炎の治療としてアンピシリン（ABPC）大量とゲンタマイシン（GM）を併用する．こ

の際には相乗効果（併用療法の項参照→180 頁）と血中濃度維持のために 1 日 1 回投与よりも 1 日 2〜3 回の分割投与のほうが望ましい．

常用量：120〜180 mg/日（1 日 1 回投与：2〜5 mg/kg/日）
（保険適応量は 120 mg/日まで）

アミカシン（AMK）：ビクリン

　ゲンタマイシンやトブラマイシンに耐性獲得したグラム陰性桿菌にも有効である．アミカシン自体に耐性を示すグラム陰性桿菌は比較的少ない．

注意！：アミノグリコシド系薬剤の中では第一選択ではない．
常用量：200〜400 mg/日（1 日 1 回投与：7.5〜10 mg/kg/日）
（保険適応量は 400 mg/日まで）

アルベカシン（ABK）：ハベカシン

　本剤が持つ特徴は抗 MRSA 作用である．その特徴的性質から乱用は避ける．

常用量：150〜200 mg/日

⑨ ニューキノロン系

> **概説**：DNA の複製に関する酵素である DNA gyrase を阻害することにより抗菌力を発揮する．経口薬でも吸収は良好であるが，制酸薬（Mg 塩，Al 塩とキレートする）と服用すると吸収が低下する．また，痙攣誘発のため NSAIDs との併用は可能なかぎり避ける．アミノグリコシド系と同様に PAE（post antibiotic effect）を持つ．*Pseudomonas aeruginosa*（緑膿菌）や腸内細菌科のグラム陰性桿菌などには耐性獲得が起こりうる．
> また，小児や胎児の軟骨の発育を抑制する可能性があり，妊婦には投与せず，小児には慎重に投与する（ただし，欧米では小児の呼吸器感染症や中枢神経感染症へ投与し有意に関連を持っ

た副作用は認めていない).

　その他,テオフィリンやカフェイン濃度を上昇させるので注意が必要.

レボフロキサシン（LVFX）：クラビット

　ニューキノロン系の代表的抗菌薬.経口からの吸収も良好である.抗菌スペクトラムはグラム陽性球菌（ペニシリン耐性肺炎球菌を含む）から,グラム陰性桿菌まで幅広く,緑膿菌などのグラム陰性ブドウ糖非発酵菌にも抗菌力を持つ.嫌気性菌に関しての抗菌力は弱い.レジオネラ,クラミジア,マイコプラズマなど異型肺炎の起因菌にも抗菌力がある.PAE（post antibiotic effect）があり,血中濃度半減期が約7時間と長く,濃度依存性の殺菌効果があるので投与法は1日1回投与法が最も合理的である.

適応症：前立腺炎では第一選択（前立腺への移行はきわめて良好）尿路感染,腸管感染（旅行者下痢症も含む），呼吸器感染症,性行為感染症（STD）では淋菌感染や *Chlamydia trachomatis* 感染に対して良好な抗菌力を発揮する.

　　　　ただし,最近ニューキノロン系耐性の *Neisseria gonorrhoeae*（淋菌）や耐性グラム陰性桿菌が増えつつあり注意する.

注意！：抗酸菌である *Mycobacterium tuberculosis*（結核菌），非定型抗酸菌にも抗菌力を有することも覚えておく.このため,結核が疑われる呼吸器感染では本薬剤の投与は結核診断が遅れる可能性があり,注意が必要である.

常用量：300〜500 mg/日・分1

　　　　（保険適応量重症例では600 mg/日・分3まで可）

シプロフロキサシン（CPFX）：シプロキサン

　経口薬の他,静注薬も本邦で投与可能になった.本薬剤の特徴は,レボフロキサシンに比べて *Pseudomonas aeruginosa*（緑膿菌）に対してよりすぐれていることである.グラム陽性菌に対しては

レボフロキサシンよりも劣る．クラミジア，マイコプラズマへの抗菌力は弱いが，レジオネラに対しては良好である．

血中濃度半減期は 2〜4 時間で 1 日 2 回投与を行う．

適応症：ニューキノロン系静注薬の適応は，グラム陰性桿菌の関与する院内肺炎，βラクタム薬にアレルギーを有する患者の肺炎，尿路感染などである．

緑膿菌を含む多剤耐性グラム陰性桿菌感染症はよい適応である．

注意！：NSAIDs との併用で痙攣誘発の危険性がある．

常用量：200〜300 mg　12 時間毎
合計 400〜600 mg/日
（保険適応量は 600 mg/日まで）

⑩ マクロライド系

概説：静菌性抗菌薬である．細菌の蛋白合成を阻害する．エリスロマイシン（EM），クラリスロマイシン（CAM），アジスロマイシン（AZM）についてはそれぞれ特有の性質があり覚えておく．また，ペニシリンアレルギーのある場合，マクロライド系はよい適応である．上記の 3 剤の抗菌スペクトラムは *Haemophilus influenzae*（インフルエンザ菌）についてはエリスロマイシン＜クラリスロマイシン＜アジスロマイシンの順に抗菌力が強い．

グラム陽性球菌（腸球菌，MRSA を除く）や一部の嫌気性菌（*Bacteroides*，*Fusobacterium* は除く），*Legionella*（レジオネラ），*Mycoplasma*（マイコプラズマ），*Chlamydia*（クラミジア）に抗菌力を持つ．グラム陰性桿菌には一般感染症では，インフルエンザ菌以外には抗菌力が弱い．インフルエンザ菌も徐々に耐性化が進んでいる．また，肝臓のチトクローム P450 を阻害するため，さまざまな薬物血中濃度を上昇させる（テオフィリン，カルバマゼピン，ワーファリン，サイクロスポリン，トリアゾラム）．これらの薬物を投与する場合，通常より 25〜50％減量して投与する必要がある．

エリスロマイシン（EM）：エリスロシン

　副作用として消化器症状が比較的多く，これは経口，静注ともに起こりうる（主に経口）．以前はペニシリン系が投与できない患者の心内膜炎予防薬は本剤であったが，その副作用や吸収の程度が不安定であることから第一選択ではなくなった．

適応症：マイコプラズマ肺炎，レジオネラ肺炎，クラミジア感染症
　　　　　ペニシリンアレルギーのある患者での肺炎球菌，連鎖球菌感染症

注意！：経口からの吸収は他の 2 つの薬剤に比べ不良である．これは本剤が胃に入ると抗菌力を有さない物質に分解されるためで，吸収は 30％程度とされている．

常用量：経口　800〜1,200 mg/日・分 4
　　　　　静注では血管に対する刺激が強く静脈炎の原因になりやすいので注意する．このため一回量を 200 ml 以上の溶液で薄め 1 時間程度かけて投与することが必要である．
　　　　　静注　500 mg　6〜8 時間毎　合計 1,500〜2,000 mg/日
　　　　　（保険適応量は 1,500 mg まで）
　　　　　※レジオネラに対しては 2,000 mg/日・分 4

クラリスロマイシン（CAM）：クラリシッド，クラリス

　エリスロマイシンとの違いは経口からの吸収が良好で，胃酸に対しても安定であるということである．また，非定型抗酸菌に対しても抗菌力を有することである．このため HIV 患者の MAC 感染予防投薬や治療に対しても使われる．

適応症：市中肺炎，副鼻腔炎，中耳炎，扁桃腺炎
　　　　　播種性 MAC 感染症

常用量：経口：400 mg/日・分 2
　　　　　MAC 感染症に対しては 800 mg/日・分 2
　　　　　（欧米での常用量は 500〜1,000 mg/日である）

アジスロマイシン（AZM）：ジスロマック

　経口からの吸収はクラリスロマイシン同様良好で，インフルエンザ菌には同系の抗菌薬の中では最も抗菌力が強い．ただし，非定型抗酸菌に対してはクラリスロマイシンのほうが抗菌力は強い．本剤の最大の特徴はその薬物動態にあり，血中濃度半減期が約 40 時間と長く血中濃度に比べ，各組織の濃度が 10〜100 倍程度高いことにある．また，マクロファージや多形核白血球により感染諸臓器へ運ばれる．これらの特徴から，投与終了後にもある一定時間抗菌力が持続する．副作用である消化器症状は比較的少ない．

適応症：市中肺炎，副鼻腔炎，中耳炎，扁桃腺炎
常用量：500 mg/日を 3 日間投与　もしくは
　　　　500 mg（1 日目），以後 250 mg（2 日目〜5 日目）と投与する．
　　　　抗菌力は投与終了から 1 週間〜10 日程度持続する．

⑪ リンコマイシン系

> 概説：静菌性抗菌薬．肝代謝であり，基本的に腎機能での投与量の増減は必要ない．また，副作用で注意すべきは抗菌薬関連腸炎，偽膜性腸炎である．

クリンダマイシン（CLDM）：ダラシン

　抗菌スペクトラムはグラム陽性球菌（腸球菌，MRSA を除く）および嫌気性菌のみである．
　また，組織移行性が良好で各種膿瘍や腹腔内感染ではよい適応といえる（ただし，単剤ではグラム陰性桿菌に抗菌力を持たないので，他の抗菌薬との併用が必要）．
　本薬剤では特に嫌気性菌に対する抗菌作用が重要である．

適応症：嫌気性菌を含む混合感染が疑われる膿瘍や腹腔内感染，
　　　　ペニシリンアレルギー患者でのグラム陽性球菌感染に対

して，また誤嚥性肺炎などに投与される．劇症溶連菌感染などに対してペニシリン系と本剤の併用が勧められている．

注意！：グラム陰性桿菌には抗菌力を持たない．
常用量：静注　600 mg/回　8〜12 時間毎
　　　　合計 1,200〜1,800 mg/日
　　　　　（保険適応量重症例では 2,400 mg/日まで可）
　　　　経口　150〜300 mg　6〜8 時間毎
　　　　合計 600〜900 mg/日

⑫ テトラサイクリン系

> 概説：静菌性抗菌薬であるが，その抗菌スペクトラムはユニークである．*Chlamydia*（クラミジア）や，*Mycoplasma*（マイコプラズマ），*Legionella*（レジオネラ），ツツガムシ病リケッチアなどの *Rickettsia* に対して良好な抗菌力がある．気道感染の起因菌である *Streptococcus pneumoniae*（肺炎球菌）や *Haemophilus influenzae*（インフルエンザ菌），*Moraxella catarrhalis* にも静菌的であるが，ある程度の抗菌力を持つ場合がある．経口からは吸収が不安定で，特にアルミニウムやマグネシウムの含まれる制酸剤と服用すると吸収が著明に低下する．胎児や小児の骨発育障害，歯芽着色などの副作用があるので妊婦や幼児などには投与しないようにする．

ドキシサイクリン（DOXY）：ビブラマイシン
ミノサイクリン（MINO）：ミノマイシン

　抗菌スペクトラムは前述したとおりである．適応はマイコプラズマやクラミジアなどの異型肺炎やツツガムシ病などのリケッチアやライム病なども含まれる．

注意！：経口からは吸収が不良であることや，妊婦や乳幼児には禁忌であることは最低限記憶する．
常用量：100 mg　12 時間毎

　　　　合計 200 mg/日（経口，静注とも）

⑬ その他

> 概説：以下に最近投与可能になったテリスロマイシン，またバンコマイシン，ST 合剤といった日常ではあまり多用されない抗菌薬について説明する．
> 　VRE（バンコマイシン耐性腸球菌）に対する抗菌薬剤も本邦で投与可能になったので併せて解説する．

テリスロマイシン（TEL）：ケテック

　14 員環マクロライド構造を基本骨格に分子修飾がなされ，細菌のリボソームへの結合親和性が高くなっており，ケトライド系という新しい分類に属する抗菌薬である．クラリスロマイシンなどのマクロライド系と同様，*Staphylococcus aureus*（MRSA を除く），連鎖球菌，肺炎球菌などのグラム陽性菌，*Moraxella catarrhalis*，*Haemophilus influenzae*（インフルエンザ菌）などのグラム陰性菌，レジオネラ，クラミジア，マイコプラズマなどに抗菌力がある．特筆すべきはペニシリン耐性肺炎球菌（PRSP）に対して抗菌力を持つことである．最近では PRSP をはじめとする耐性菌の頻度が増加しているため，PRSP などの耐性菌の関与が考えられる場合はよい適応である．血中濃度半減期が約 9 時間と長いため投与法は 1 日 1 回でよい．重大な副作用として意識消失，肝障害が報告されている．

適応症：市中肺炎，慢性気管支炎患者の急性増悪時，副鼻腔炎，扁桃腺炎などの呼吸器感染症
常用量：600 mg/日・分 1

バンコマイシン（VCM）：バンコマイシン

　MRSA 感染における第一選択薬であるが，耐性菌の出現などの問題から乱用は避ける．有効血中濃度にするため濃度のモニタリ

ングが必要で，peak（最高血中濃度）で 20〜40 μg/ml であり，trough（最低血中濃度）で 5〜10 μg/ml とされている．血中濃度が 80 μg/ml を超えると聴力障害のリスクがある．腎機能障害は比較的少ないとされているが，アミノグリコシド系と併用すると腎機能障害の頻度が高くなるため注意が必要．

<u>除菌目的での投与は厳に慎むこと！</u>

院内感染においてグラム陽性球菌の関与が考えられる場合，MRSA など耐性グラム陽性球菌の可能性を常に考えるようにする．

適応症：MRSA や他の薬剤耐性グラム陽性球菌感染はすべて適応．

中心静脈カテーテル感染や MRSA の心内膜炎（人工弁感染），好中球減少者の発熱などはよい適応である．

ケースバイケースでその適応を考え，必要な場合は躊躇せず投与することが<u>重要</u>である．

注意！：経口，静注の両方が投与できるが，経口薬は吸収されないことに注意！

静注に際しては 1 回量を 60 分以上かけ投与する．これは，バンコマイシン自体にヒスタミンの分泌を促す作用があるからであり（red man 症候群），急速静注は避ける．

常用量：0.5 g〜1.0 g　8〜12 時間毎　合計 1.0〜2.0 g/日

ST 合剤（SMX/TMP）：バクタ，バクトラミン

Sulfamethoxazole（SMX）と Trimethoprim（TMP）の 5：1 の合剤である．本邦ではサルファ剤であることやニューモシスチス・カリニ肺炎での使用しか知られていないが欧米では多用されている．経口，静注の両方があるが，経口薬も吸収は良好である．

Sulfamethoxazole と Trimethoprim はそれぞれ静菌的に働くが 2 剤を合わせると殺菌的に作用する（*in vitro*）．副作用が比較的多いとされているが，代表的な副作用としては発疹（稀に Stevens-Johnson 症候群）や血小板減少，G6PD 欠損症の患者に投与した場合は溶血を起こす．抗菌スペクトラムは *Enterococcus*（腸球菌）

を除くグラム陽性球菌（MRSAを含む），グラム陰性桿菌（緑膿菌を除く），他剤で耐性である *Stenotrophomonas maltophilia*, *Burkholderia cepacia* などを含め広く有効である．

また嫌気性菌には抗菌力を持たない．

適応症：尿路感染症，ニューモシスチス・カリニ肺炎，市中肺炎，グラム陰性桿菌，MRSAによる髄膜炎，ノカルジア感染，旅行者下痢症（Travellar's diarrhea：*Shigella*, *Salmonella* などを含む）

常用量：経口，静注とも Trimethoprim で換算して 160 mg　12 時間毎　合計 Trimethoprim で換算して 320 mg/日（4A＝4錠/日）

ニューモシスチス・カリニ肺炎の場合：Trimethoprim で 15〜20 mg/kg/日：体重 60 kg では 960 mg/日＝12A/日・分 4

※ST 合剤 1A＝1 錠中に Trimethoprim 80 mg＋Sulfamethoxazole 400 mg

メトロニダゾール：フラジール

本邦では，トリコモナス，アメーバ赤痢以外ではあまり治療薬として知名度がないが，メトロニダゾールはDNAの代謝を阻害し殺菌的に効力を発揮する．嫌気性菌に対してはきわめて良好な抗菌力を有し，特に *Clostridium*, *Bacteroides* などの腸管内嫌気性菌に対しての抗菌力にすぐれている．本薬剤の耐性化は稀とされている．

適応症：嫌気性菌の関与する腹腔内および骨盤内感染，*Clostridium difficile* 腸炎，アメーバ赤痢，ランブル鞭毛虫やトリコモナスなどはよい適応である．

注意！：口腔内嫌気性菌である，グラム陽性嫌気性球菌では抗菌力が弱いか無効とされている．

常用量：1 回 250 mg　1 日 4 回計 1,000 mg/日・分 4

欧米では静注薬もある．

アメーバ赤痢では 2,250 mg/日・分 3×10 日間

ダルフォプリスチン/キヌプリスチン：シナシッド

1990年代の初めより研究されており，土壌より分離されたstreptogramin を構成する2種類の化合物をそれぞれ分離し混合比を決定したもので，Quinupristin 70%と Dalfopristin 30%の合剤である．リボソーム 50S サブユニットに結合細菌の蛋白合成阻害が作用機序であり静菌的に作用する．

適応症：腸球菌感染症，VRE（バンコマイシン耐性腸球菌）感染症，黄色ブドウ球菌（MRSA を含む），連鎖球菌感染にも有効．

注意！：副作用として注射部位の疼痛，炎症，血栓性静脈炎，関節痛，ビリルビン値の上昇などがある．

常用量：7.5 mg/kg　8〜12 時間毎
（1 時間以上かけ中心静脈より投与）

リネゾリド：ザイボックス

オキサゾリジノン系抗菌薬であり，新しい分類に属するものである．リボソーム 50S サブユニットに結合し蛋白合成の開始を抑制することによる抗菌力を発揮する．本薬剤による耐性は欧米でわずかではあるが報告されており，適応は十分に限定されるべきである．経口薬，静注薬ともに認容性が高い．副作用は下痢，嘔吐，長期投与による血小板減少（2 週間以上），貧血，好中球減少症がある．

適応症：腸球菌，VRE（バンコマイシン耐性腸球菌）感染，黄色ブドウ球菌（MRSA を含む）感染，連鎖球菌感染
ただし保険適用上は VRE 感染のみ．

注意！：血球減少は可逆的．
SSRI（選択的セロトニン再取り込み阻害薬：精神病薬）などを併用すると稀に Serotonin syndorome（発熱，精神不安，振戦など）を合併することがある．

常用量：経口，静注とも　600 mg　12 時間毎　1,200 mg/日

⑭ 抗真菌薬

> 概説：抗真菌薬は大きく分けて，アンホテリシン B，アゾール系抗真菌薬，5-FC，ミカファンギンの 4 種類がある．本邦ではアゾール系が多用される傾向にあるが，その抗菌スペクトラムは限られており，その適応については慎重に決定すべきである．また，アンホテリシン B と 5-FC は一般細菌に対する抗菌薬に比べ副作用も強い傾向にあり，慎重に投与する．

アンホテリシン B（AMPH-B）：ファンギゾン

　現在投与しうる抗真菌薬の中で，最も抗菌力が強いものである．
　アレルギー反応も時にあり，投与前に 1 mg の test dose を投与することもある．lipid complex のアンホテリシン B（アンビゾーム）があり，腎機能障害の副作用の頻度が低いとされている．*Candida* や *Aspergillus*, *Cryptococcus* といった代表的な真菌感染が適応となるが，すべての状況に奏効するものではないことは覚えておく．特に免疫不全者，好中球減少者にみられる侵襲性肺アスペルギルス症，播種性アスペルギルス症などは抵抗性であることも多く，再発も認められ，また副作用が比較的強いので適応は慎重に行う．薬液は 5％ブドウ糖溶液に溶解する．

注意！：○発熱→高頻度で合併する，欧米では前もってアセトアミノフェンなどの解熱剤を用いながら投与することもある．
　　　　○低カリウム血症→高率に認められるので，定期的な血液検査を行う．
　　　　○腎機能障害（尿細管性アシドーシス）
　　　　　→十分な溶解液と輸液を行うこと！
　　　　○血圧低下→急速静注により時に誘発される．よって 4 時間以上かけて投与する．

常用量：カンジダ敗血症，クリプトコッカス感染症
　　　　0.3〜0.7 mg/kg/日（時に 5-FC を併用する）
　　　　アスペルギルス症　0.7〜1.0 mg/kg/日

> ただしアスペルギルス症の治療経過が良好な場合，維持療法としてイトラコナゾール（ITCZ）へ変更することもある．
> アンホテリシン B の投与の際は 3～4 日かけ漸増して目標投与量にする（ただし，重症例では初日に 1/2 量を投与し 2 日目に目標投与量にする）．

アゾール系抗真菌薬
フルコナゾール（FLCZ）：ジフルカン

　アゾール系抗真菌薬の代表的薬剤．真菌感染では比較的多用される傾向にあるが，実際の抗菌力は *Candida albicans* には多くの場合良好な抗菌力を持つが，他の *Candida* については菌種によりさまざまであり，*Candida krusei* や *Candida glabrata* には抗菌力は弱く，*Aspergillus* にも抗菌力がない．

　本邦では経口，静注両方が投与可能であるが，経口薬も比較的吸収は良好である（80～95％）．薬物動態的には髄液移行性も良好で副作用としては消化器症状や肝機能障害が挙げられる．

適応症：*Cryptococcus* 髄膜炎
　　　　Candida 感染（眼内炎，食道炎，腟カンジダ症）
　　　　Candida 敗血症（中心静脈カテーテル感染など）
注意！：シサプリド，トリアゾラム，テルフェナジンなどは併用禁忌
常用量：200～400 mg/日　内服または静注
　　　　（重症例では 800 mg/日まで）

イトラコナゾール（ITCZ）：イトリゾール

　本薬剤の特徴は *Aspergillus* に対して抗菌力を持つことである．
　アスペルギルス症に対してアンホテリシン B などで注射による治療が行われた後内服の維持療法として用いられる．
注意！：吸収は胃酸の pH の影響を受け空腹時は吸収不良（30～40％）であるが，食後には改善する（pH の高いほうが

吸収が低下する).
シサプリド，トリアゾラム，テルフェナジンなどは併用禁忌

常用量：アスペルギルス症　400 mg・分2
その他の真菌感染　200 mg・分1

ボリコナゾール (VRCZ)：ブイフェンド

最近になり，本邦でも投与可能となった．
本薬剤の特徴を以下に挙げる．
- *Candida* や *Aspergillus* をはじめ，*Cryptococcus* など他の真菌に対しても広く抗菌力を有する．特に *Aspergillus* に対しては AMPH-B（アンホテリシン B）との比較試験にて臨床効果が高いことが証明された．今後，本邦でも侵襲性アスペルギルス症では AMPH-B と並び第一選択と考えるべき薬剤である．
- 静注および経口両方の薬剤が投与可能である．経口薬の吸収も良好である
- 腎機能障害（CCr<50 ml/分）では経口薬を投与する．静注薬では可溶化のための添加薬として SBECD（スルホブチルエーテル β-シクロデキストリン）を含んでおり，腎機能障害者で蓄積するためである．
- 肝機能障害（軽度～中等度）を有する場合，初期投与量は通常量を投与し，2 日目以降は投与量を 1/2 とする．
- AMPH-B（アンホテリシン B）と比べ重篤な副作用は少ない．代表的な副作用としては投与後早期に認められる視覚障害（色覚障害，羞明など）が 30％程度に認められるが，一過性であり，徐々に症状は軽快する．その他，肝機能障害，皮疹，不眠症，幻覚といった副作用がある．

注意！：上記のように臨床効果の高い薬剤であるが，肝臓のチトクローム P450 により代謝されるため，さまざまな薬剤との相互作用を認めるので注意を要する．
＊併用した場合，減量もしくは血中濃度や活性を評価すべき薬剤

- スタチン系抗高脂血症薬，ベンゾジアゼピン系，カルシウム拮抗薬，血糖降下薬(スルホニル尿素系)，ビンカアルカロイド系抗悪性腫瘍薬，PPI（プロトンポンプ阻害薬）
- HIV治療薬剤（非ヌクレオシド逆転写酵素阻害薬，プロテアーゼ阻害薬，インディナビルを除く）
- ワーファリン，シクロスポリン

＊併用しても投与量の調節の必要がない薬剤
　　シメチジン，ラニチジン，エリスロマイシン，アジスロマイシン，インディナビル
＊併用により QT 延長をきたす可能性のある薬剤
　　シサプリド，テルフェナジン，ピモジド，キニジン
＊併用によりボリコナゾールの効果が低下する可能性のある薬剤
　　リファンピシン，バルビツレート系，カルバマゼピン

常用量　静注：アスペルギルス症もしくはカンジダ以外の重症真菌感染症
　　　　　　初日 6 mg/kg を 1 日 2 回投与し，
　　　　　　2 日目以降 4 mg/kg を 1 日 2 回投与する
　　　　　重症カンジダ感染症
　　　　　　初日 6 mg/kg を 1 日 2 回投与し，
　　　　　　2 日目以降 3 mg/kg を 1 日 2 回投与する
　　　　経口：体重 40 kg 以上
　　　　　　初日 400 mg/回を 1 日 2 回投与し，
　　　　　　2 日目以降 200 mg/回を 1 日 2 回投与する
　　　　　体重 40 kg 以下
　　　　　　初日 200 mg/回を 1 日 2 回投与し，
　　　　　　2 日目以降 100 mg/回を 1 日 2 回投与する

5-FC（フルシトシン）：アンコチル

単剤では耐性獲得しやすいので基本的にはアンホテリシン B

などと併用する．併用により相乗・相加効果を認める 5-FC が真菌細胞内に取り込まれ 5-FU となって作用する．抗菌スペクトラムは *Candida*，*Cryptococcus* などに抗菌力を有し，経口からの吸収も比較的良好である（80％以上）．副作用として，消化器症状，白血球減少，血小板減少，肝機能障害が挙げられる．

適応症：唯一，単剤投与ができるのはカンジダの尿路感染症の場合であり他はすべて併用投与．
常用量：50～150 mg/kg/日・分 4（半減期が短いため）

ミカファンギン（MCFG）：ファンガード

キャンディン系抗真菌薬に属し，本邦ではミカファンギンが投与可能である．キャンディン系抗真菌薬はリポペプチド様構造を有し，*Candida* 属に対して 1,3-β-D-glucan の生合成を阻害し，殺菌的に効果を発揮する．*Aspergillus* 属に対しても有効である．他のキャンディン系抗真菌薬であるカスポファンギン（Caspofungin）とともに抗菌スペクトラムは *Candida* 属全般，*Aspergillus* に抗菌力を有し，*Cryptococcus*，*Fusarium*，*Trichosporon* には抗菌力を持たない．

ヒトの細胞に作用しないため副作用（静脈炎，肝機能障害，発熱など）は比較的少ない．*in vitro* ではアスペルギルス症に対しアンホテリシン B との併用でアンホテリシン B 単剤よりも効果的である可能性が示唆されている．

適応症：カンジダ感染症，アスペルギルス感染症
　　　　　好中球減少者の発熱における Empiric therapy
常用量：50～300 mg/日　1 日 1 回

⑮ 抗結核薬

> **概説**：結核治療は多剤併用・長期内服（6 カ月以上）が基本である．その中でも，イソニアジドとリファンピシンを軸にした併用療法を行うことが必要である．
> 　ここでは内服上の代表的副作用や投与量を概説する．

イソニアジド（INH）：イスコチン，ヒドラジット，ヒドラ

　内服および注射剤がある．
副作用：肝機能障害
　　　　　糖尿病やアルコール多飲者ではビタミン B_6 の代謝阻害による末梢神経炎
投与量：300 mg／日・分 1（朝食後）　最大 500 mg／日（5～10 mg／kg／日）
　　　　　※イソニアジドの副作用予防のためビタミン B6 を併用する．

リファンピシン（RFP）：リファジン，リマクタン

　本邦ではカプセルのみである．
副作用：血小板減少，肝機能障害，食欲不振，吐き気などの消化器症状
　　　　　投与に際し，尿，汗などがオレンジ色になることは前もって個々の患者へ説明しておくこと！
投与量：450 mg／日・分 1（朝食前）　最大 600 mg／日（9～10 mg／kg／日）

エタンブトール（EB）：エブトール，エサンブトール

　内服薬のみ．
副作用：視神経炎（腎機能低下している患者で特に注意！）
　　　　　※エタンブトールによる視神経炎は可逆性であり，投与中止により回復しうる．
投与量：0.5～1.0 g／日・分 1（朝食後）　（15～20 mg／kg／日）

ストレプトマイシン（SM）：硫酸ストレプトマイシン

　筋注で投与する．
副作用：腎機能障害（尿細管障害）

内耳機能障害（めまい，聴力障害）
投与量：1 g/日まで（15 mg/kg/日）（分1）筋注
50歳以上は 0.75 g/日

ピラジナマイド（PZA）：ピラマイド

内服薬のみ．
副作用：肝機能障害，高尿酸血症
投与量：0.8～2.0 g/日・分1（朝食後）（15～30 mg/kg/日）

⑯ 抗ウイルス薬

> 概説：以下に一般臨床で投与される可能性の高い抗ウイルス薬について概説する．

アシクロビル（ACV）：ゾビラックス，アシクリル，ビクロックス

ウイルス DNA の合成阻害によりその効果を発揮する．
適応は単純ヘルペス（HSV），水痘・帯状疱疹ウイルス（VZV）である．副作用は比較的少ないが，精神神経症状（振戦，幻覚，痙攣），腎機能障害を認めることがある．
点滴投与では薬液がアルカリ性であり，血管炎に注意する！
投与量：単純ヘルペス（免疫正常者）
陰部ヘルペス：200 mg/回　1日5回投与×5日間
ヘルペス脳炎：10 mg/kg を 8 時間毎静注×2～3 週間
水痘（免疫正常者）：20 mg/kg　1日4回投与（最大 800 mg まで）×5日間
帯状疱疹：800 mg/回　1日5回投与×7日間

バラシクロビル：バルトレックス

アシクロビルのプロドラッグである．吸収が良好であるため単純ヘルペスで1日2回，帯状疱疹で1日3回と投与回数が少なく

てすむ．ただし，内服薬のみである．

薬効自体はアシクロビルに準ずる．

投与量：単純ヘルペス：500 mg/回　1日2回×5日間
　　　　　帯状疱疹：1,000 mg/回　1日3回×7日間

オセルタミビル：タミフル

インフルエンザウイルスのノイラミニダーゼを選択的に阻害する．A型およびB型に有効である．発症48時間以内に内服を開始することが必要とされている．副作用は消化器症状を認めることがある．予防投与は小児例では認められていないが，インフルエンザ感染症を発症している患者と濃厚接触する機会のある場合（同居家族・共同生活者など）は以下の状況に限り適応となる．

○高齢者（65歳以上）
○慢性肺もしくは心疾患を有する者
○糖尿病などの免疫機能が低下する代謝性疾患を有する者

補足であるが，アマンタジン（シンメトレル）はA型のみに有効である．

投与量：成人例　75 mg/回　1日2回×5日間
　　　　　小児　2 mg/kg（1回最大75 mgまで）1日2回×5日間

Column

アミノグリコシド系抗菌薬の1日1回投与法と PAE (post antibiotic effect)

　GM（ゲンタマイシン）などのアミノグリコシド系抗菌薬の特徴の一つとして，PAE（post antibiotic effect）を持つことが挙げられる．これは抗菌薬の組織濃度が MIC（最小発育阻止濃度）以下になってもその抗菌力を数時間持続する効果を指す．また，アミノグリコシド系は濃度依存性の殺菌作用があり，組織濃度が高くなるほど抗菌力が強くなる．これらのことから，1日1回30〜60分かけて点滴静注，24時間毎の投与で十分な抗菌力を発揮することがわかっている．また，アミノグリコシド系に認められる腎機能障害は通常の1日2分割投与に比べ，同程度かより少ないとされている．

　米国の75％の教育病院，また聖路加国際病院でも成人ではアミノグリコシド系の投与法は1日1回としている．

Column

血管内カテーテル感染の起因菌について

　中心静脈カテーテルなどによる感染は，挿入部局所，三方活栓などによるハブ感染，輸液自体の汚染などが原因となる．起因菌は *Staphylococcus aureus*（黄色ブドウ球菌・MRSA），*Staphylococcus epidermidis*（表皮ブドウ球菌）が主なものであり，*Candida* 属が第三番目の起因菌である．グラム陰性桿菌を挙げると *Escherichia coli*（大腸菌），*Klebsiella pneumoniae*（肺炎桿菌），*Pseudomonas aeruginosa*（緑膿菌），*Serratia marcescens*（セラチア），*Citrobacter freundii*，*Acinetobacter* sp. などである．ブドウ球菌などのグラム陽性球菌のみが原因ではないことをよく記憶しておく．

冒頭の解説

CASE 1

ペニシリン系抗菌薬の中で ABPC/SBT という略称の抗菌薬がある．SBT とは何か？　また，他のペニシリン系抗菌薬に比較し，どのような性質が異なっているか？

【解説】

　SBT（スルバクタム）とは β ラクタマーゼ阻害薬である．通常のペニシリン系抗菌薬は β ラクタマーゼを産生する細菌に無効であるが，SBT などとの合剤にすることで β ラクタマーゼ産生性の細菌にも抗菌力を期待できるものである．

CASE 2

カルバペネム系抗菌薬の代表的薬剤は IPM/CS（イミペネム/シラスタチン）であるが，この薬剤の副作用である痙攣誘発性はどのような患者に認めやすいだろうか？

【解説】

　腎機能障害を有する高齢者，痙攣の既往のある場合や髄膜炎では痙攣誘発の危険性がある．このような性質から中枢神経系の感染症において IPM/CS は投与しにくい薬剤とされてきた．最近になり，カルバペネム系の中でも MEPM（メロペネム）は痙攣誘発の危険性が低いとされ，中枢神経系の感染症においても投与できる．

CASE 3

80歳男性．脳梗塞症で入院中．入院経過中，MRSAによる中心静脈カテーテル関連感染を合併し，VCM（バンコマイシン）で治療中であった．VCMを投与したところ顔面から体幹にかけて紅斑を認めた．この患者に何が起きたのだろうか？

【解説】

VCMによるred man症候群の可能性を考慮する必要がある．これはVCMを急速に投与した場合に可能性のある副作用で，VCM自体にヒスタミン遊離作用があるためとされている．

CASE 4

マクロライド系抗菌薬剤を *Haemophilus influenzae*（インフルエンザ菌）に対する抗菌力で比較すると最も有効性が高いのは何か？

【解説】

代表的なマクロライド系抗菌薬にはEM（エリスロマイシン），CAM（クラリスロマイシン），AZM（アジスロマイシン）があるが，*Haemophilus influenzae* に対する抗菌効果はAZM＞CAM＞EMの順に高い．

参考図書

1. Gorbach SL, Bartlett JG, Blacklow NR：Infectious Diseases, 2nd ed. Saunders, 1998
2. Gilbert DN, Moellering RC jr, Eliopoulos GM, Sande MA：The Sanford Guide To Antimicrobial Therapy 2004, 34th ed., 2004
3. Bartlett JG：2004 Book of Infectious Disease Therapy（Pocket edition）. Lippincott Williams & Willkins, 2005
4. Reese RE, Betts RF, Gumustop B：Handbook of Antibiotics, 3rd ed. Lippincott Williams & Willkins, 2000

5. Betts RF, Chapman SW, Penn RL：A Practical Approach To Infectious Diseases, 5th ed. Lippincott Williams & Willkins, 2002

参考文献
1. Clark JP, Langston E：Ketolides：A New Class of Antibacterial Agents for Treatment of Community-Acquired Respiratory Tract Infection in a Primary Care Setting. *Mayo Clin Proc* 78：1113-1124, 2003
2. 古川恵一：各種感染症に対する初期治療薬の選択はいかにあるべきか．*JIM* 12：1006-1012, 2002
3. 古川恵一：呼吸器感染症におけるニューキノロン静注薬の役割．内科 86：743-747, 2004
4. 古川恵一：重症 MRSA 感染症に対するバンコマイシンと ST 合剤，リファンピシンの併用療法例．治療学 34：85-88, 2000
5. 原田将英，古川恵一：感染性心内膜炎．臨床と微生物 28：481-487, 2001
6. Denning DW：Echinocandin antifungal drugs. *Lancet* 362：1142-1151, 2003
7. Graybill JR, Bocanegra R, Gonzalez GM, Najvar LK：Combination antifungal therapy of murine aspergillosis：Liposomal amphotericin B and micafungin. *J Antimicrob Chemother* 52：656-662, 2003
8. Kohno S, Masaoka T, Yamaguchi H：A multicenter, open-label clinical study of FK463 in patients with deep mycosis in Japan.Program and abstracts of the 41st Interscience Conference on Antimicrobial Agents and Chemotherapy；2001 Dec 16-19；Chicago, USA：p384（abstr J-834）
9. Steinbach WJ, Stevens DA, Denning DW：Combination and sequential antifungal therapy for invasive aspergillosis：Review of published *in vitro* and *in vivo* interactions and 6281 clinical cases from 1966 to 2002. *Clin Infect Dis* 37（suppl 3）：S188-224, 2003
10. Bowman JC, Hicks PS, Kurtz MB, et al：The antifungal echinocandin capsofungin acetate kills growing cells of Aspergillus fumigatus in vitro. *Antimicrob Agents Chemother* 46：3001-3012, 2002
11. Thomas JW, Hedy T, Gerald RD, et al：Capsofungin versus Liposomal amphotericin b for empirical antifungul therapy in patients with persistent fever and neuropedia. *N Engl J Med* 351：1391-1402, 2004
12. Maesaki S, Iwakawa J, Higashiyama Y, et al：Antifungal activity of a

new triazole, voriconazole (UK-109496), against clinical isolates of *Aspergillus* spp. *J Infect Chemother* 6：101-103, 2000
13. Walsh TJ, Pappas P, Winston DJ, et al.：Voriconazole compared with Liposomal Amphotericin B for empirical antifungal therapy in patients with neutropenia and persistent fever. *N Engl J Med* 346：225-235, 2002
14. Herbrecht R, Denning DW, Patterson TF, et al：Voriconazole versus Amphotericin B for primary therapy of invasive Aspergillosis. *N Engl J Med* 347：408-415, 2002
15. Denning DW, Ribaud P, Milpied N, et al：Efficacy and safety of Voriconazole in the treatment of acute invasive Aspergillosis. *Clin Infect Dis* 34：563-571, 2002
16. Perfect JR, Marr KA, Walsh TJ, et al：Voriconazole treatment for less-common, emerging, or refractory fungal infections. *Clin Infect Dis* 36：1122-1131, 2002

其の7

各種感染症に対する Empiric therapy

このような質問に答えられますか？

CASE 1

髄膜炎：このような感染症にどのような抗菌薬を選択しますか？

CASE 2

52歳男性．肝膿瘍で入院．外科的ドレナージを行い，穿刺液を培養に提出した．どのような細菌を考えて抗菌薬を選択しますか？
また，その選択のポイントはどこにあるのでしょうか？

CASE 3

黄色ブドウ球菌の感染性心内膜炎を疑ってペニシリンGの大量投与を開始した．急性感染性心内膜炎の Empiric therapy として正しいでしょうか？

まず投与する前に効果と副作用を理解しましょう！
どれくらい投与すればよいかわからない方はこちら．

この項目の**ポイント！**と使い方

- 代表的な感染症の起因菌とは？
- 院外と院内では起因菌が異なります
- 代表的な起因菌から選択すべき抗菌薬を考える（Empiric therapy）
- 逆に選択すべき抗菌薬からどのような細菌がカバーできるかを理解してください

目次

1. Pneumonia：肺炎（➡138 頁）
   ① Community acquired pneumonia：市中肺炎　　138
   ② Hospital acquired pneumonia：院内肺炎　　141
2. Pyelonephlitis：腎盂腎炎　Renal abscess：腎膿瘍（➡142 頁）
   ① Community acquired：市中感染　　142
   ② Hospital acquired：院内感染　　143
   ③ Renal abscess：腎膿瘍（外科的ドレナージを常に考慮する！）　　144
3. Prostatitis：前立腺炎（➡145 頁）
   ① Community acquired：市中感染　　145
   ② 前立腺の手術後　　145
4. Meningitis：髄膜炎（➡146 頁）
   ① Community acquired：市中感染　　146
   ② Hospital acquired：院内感染　　147
5. Brain abscess：脳膿瘍（➡148 頁）
6. Infective endocarditis：感染性心内膜炎（➡149 頁）
   ① Subacute：亜急性　　149
   ② Acute：急性　　150
7. Biliary infection：胆道系感染症（➡151 頁）
8. Liver abscess：肝膿瘍（➡151 頁）

9．Peritonitis：腹膜炎（→152 頁）
　　① Primary bacterial peritonitis（肝硬変，ネフローゼ症候群に伴う）　　152
　　② Secondary bacterial peritonitis（消化管穿孔など）　　153
　　③ CAPD peritonitis（腹膜透析に伴う腹膜炎）　　154
10．Pelvic inflammatory disease：骨盤内感染（→155 頁）
11．Osteomyelitis：骨髄炎（→156 頁）
12．Septic arthritis：敗血症性関節炎（→157 頁）
13．Tonsillitis：扁桃炎（→157 頁）
14．Peritonsillitis：扁桃周囲炎（→158 頁）
　　Peritonsillar abscess：扁桃周囲膿瘍
　　Parapharyngeal space infection：咽頭周囲感染
15．Epiglottitis：喉頭蓋炎（→158 頁）
16．Sinusitis：副鼻腔炎（→159 頁）
17．Otitis media：中耳炎（→160 頁）
18．Cellulitis：蜂窩織炎（→160 頁）
　　① 循環障害のない場合　　160
　　② 循環障害のある場合：Diabetic foot ulcer infection（糖尿病性足壊疽感染），Decubitus wound infection（褥創感染）　　161
19．Necrotizing cellulitis：壊死性蜂窩織炎（→162 頁）
　　Necrotizing fasciitis：壊死性筋膜炎
　　Necrotizing myositis：壊死性筋炎
20．Intravascular catheter infection：血管内カテーテル感染（→163 頁）
　　Septic thrombophlebitis：敗血症性血栓性静脈炎
21．Sepsis：敗血症（→164 頁）
　　① Community acquired：市中感染　　164
　　② Hospital acquired：院内感染　　165
22．Neutropenic fever：好中球減少者の発熱（→166 頁）

基本原則

Empiric therapy とは経験的治療といわれ，感染臓器を推定し，感染している可能性のある細菌をカバーする抗菌薬を選択，投与することである．

1．Pneumonia：肺炎

① Community acquired pneumonia：市中肺炎

（1）Typical bacterial pneumonia：細菌性肺炎

起因菌
- *Streptococcus pneumoniae*：肺炎球菌（PRSP を含む）
- *Haemophilus influenzae*：インフルエンザ菌（慢性気管支炎，慢性肺疾患のある場合）
- *Klebsiella pneumoniae*：肺炎桿菌：クレブシェラ（老人，大酒家の場合）
- *Staphylococcus aureus*：黄色ブドウ球菌（インフルエンザ罹患後）

抗菌薬選択の際の Key Point！

Haemophilus influenzae（インフルエンザ菌）のβラクタマーゼ産生株，*Streptococcus pneumoniae*（肺炎球菌）における PRSP（ペニシリン耐性肺炎球菌）を考慮する．

選択すべき抗菌薬

・アンピシリン/スルバクタム（ABPC/SBT）
・セフォチアム（CTM）
○グラム染色でグラム陽性球菌が主体である場合（*Streptococcus pneumoniae*）

→ペニシリン G（PCG）
→アンピシリン（ABPC）
○PRSP が疑われた場合，もしくは重症例
→セフォタキシム（CTX）
→セフトリアキソン（CTRX）
○軽症であるか，異型肺炎との鑑別が困難である場合
→アジスロマイシン（AZM）
→クラリスロマイシン（CAM）
→レボフロキサシン（LVFX）
→テリスロマイシン（TEL）

（2）Atypical pneumonia：異型肺炎

起因菌

- *Mycoplasma pneumoniae*
- *Chlamydophila pneumoniae*
- *Chlamydophila psittaci*：オウム病クラミジア（鳥のフンなどを媒介）
- *Legionella pneumophila*：（空調，温泉，公衆浴場などを媒介，高齢者，免疫不全者）

抗菌薬選択の際の Key Point！

マクロライド系抗菌薬が第一選択

選択すべき抗菌薬

・エリスロマイシン（EM）
・クラリスロマイシン（CAM）
・アジスロマイシン（AZM）
・ミノサイクリン（MINO）
・ドキシサイクリン（DOXY）
・テリスロマイシン（TEL）

(3) Aspiration pneumonia：嚥下性肺炎

起因菌
- *Peptostreptococcus*
- *Fusobacterium*
- *Bacteroides*
- *Prevotella*
- *Streptococcus* sp.（*Streptococcus milleri* 他）

抗菌薬選択の際の Key Point！
口腔内の嫌気性菌やα連鎖球菌が主な起因菌であることが多い．嫌気性菌をカバーできる抗菌薬とは？

> **選択すべき抗菌薬**
> ・アンピシリン/スルバクタム（ABPC/SBT）
> ・クリンダマイシン（CLDM）
> ○通常の肺炎との鑑別が困難である場合
> 　→アンピシリン/スルバクタム（ABPC/SBT）またはセフメタゾール（CMZ）

(4) 重症市中肺炎

抗菌薬選択の際の Key Point！
- *Streptococcus pneumoniae*（肺炎球菌）が最も多く（約60％程度），レジオネラ（10〜20％）なども含まれる．
- PRSP（ペニシリン耐性肺炎球菌），*Haemophilus influenzae*（インフルエンザ菌）の耐性株を"確実"にカバーできるようにする．
- 市中肺炎の起因菌にはレジオネラ，クラミジア，マイコプラズマも含まれることも忘れずに！

> **選択すべき抗菌薬**
> ・セフォタキシム（CTX）またはセフトリアキソン（CTRX）

＋エリスロマイシン（EM：点滴静注）
　○嚥下性肺炎の可能性もある場合
　　→クリンダマイシン（CLDM）の併用も考慮する

② Hospital acquired pneumonia：院内肺炎

起因菌：グラム陰性桿菌と嫌気性菌が関与することが多い．
　　時にMRSAが関与する．
- *Klebsiella pneumoniae*（肺炎桿菌）
- *Enterobacter* sp.
- *Serratia* sp.（セラチア）
- *Pseudomonas aeruginosa*（緑膿菌）
- *Peptostreptococcus*
- *Fusobacterium*
- *Bacteroides* sp.
- MRSA
- *Acinetobacter* sp.

抗菌薬選択の際のKey Point！
- 院内感染性のグラム陰性桿菌…多剤耐性菌の可能性
- 嫌気性菌の関与

選択すべき抗菌薬

　○入院期間が短期で抗菌薬の投与の既往がない場合
　　→アンピシリン/スルバクタム（ABPC/SBT）
　　→セフメタゾール（CMZ），セフォタキシム（CTX）
　○入院期間が比較的長期で抗菌薬の投与の既往がある場合
　　→ピペラシリン/タゾバクタム（PIPC/TAZ）
　　→セフォタキシム（CTX）＋クリンダマイシン（CLDM）
　　→セフタジジム（CAZ）＋クリンダマイシン（CLDM）
　　→アズトレオナム（AZT）＋クリンダマイシン（CLDM）
　○重症例や*Pseudomonas aeruginosa*（緑膿菌）を含むグラム陰性桿菌の関与が強いと考えられる場合
　　→セフェピム（CFPM）±クリンダマイシン（CLDM）

→イミペネム/シラスタチン（IPM/CS）もしくはメロペネム（MEPM）
→シプロフロキサシン（CPFX）＋クリンダマイシン（CLDM）

＊通常は可能性が低いが，喀痰培養より MRSA が検出され，強く関与が疑われる場合には以上の抗菌薬に加えバンコマイシン（VCM）を追加する．
＊特に *Pseudomonas aeruginosa*（緑膿菌），*Serratia marcescens*，*Enterobacter* sp. の関与を疑った場合はセフェム系抗菌薬の中ではセフタジジム（CAZ）またはセフェピム（CFPM）などを選択する．

2. Pyelonephlitis：腎盂腎炎
Renal abscess：腎膿瘍

① Community acquired：市中感染

起因菌
- *Escherichia coli*（大腸菌）
- *Klebsiella pneumoniae*（肺炎桿菌）
- *Proteus mirabilis* など

抗菌薬選択の際の Key Point！
腸内細菌科のグラム陰性桿菌をカバーできる抗菌薬

選択すべき抗菌薬

・セフォチアム（CTM）
・レボフロキサシン（LVFX）
○重症敗血症，敗血症性ショックの場合
→セフォタキシム（CTX）＋ゲンタマイシン（GM）または他の第三世代以上のセフェム系抗菌薬とアミノグリコシド系抗菌薬の併用

② Hospital acquired：院内感染

起因菌
- *Escherichia coli*（大腸菌）
- *Klebsiella pneumoniae*（肺炎桿菌）
- *Proteus vulgaris*
- *Enterobacter cloacae*
- *Pseudomonas aeruginosa*（緑膿菌）
- *Serratia marcescens*（セラチア）
- *Enterococcus faecalis*（腸球菌）
- MRSA

抗菌薬選択の際の Key Point！
院内感染性のグラム陰性桿菌（緑膿菌，セラチアなど）を意識して選択する．

選択すべき抗菌薬

- セフォタキシム（CTX）やセフトリアキソン（CTRX）などの第三世代抗菌薬とトブラマイシン（TOB）などを併用する
- 明らかに *Pseudomonas aeruginosa*（緑膿菌）の関与が考えられる場合，重症例
  → セフタジジム（CAZ）もしくはセフェピム（CFPM）＋トブラマイシン（TOB）
- *Enterococcus* sp.（腸球菌）の関与が考えられる場合
  → アンピシリン（ABPC）またはピペラシリン（PIPC）＋ゲンタマイシン（GM）
- MRSA の関与が疑われる場合
  → バンコマイシン（VCM）を併用する

③ Renal abscess：腎膿瘍（外科的ドレナージを常に考慮する！）

(1) Pyelonephlitis に続発，併発した場合

抗菌薬選択の際の Key Point！
急性期はセフェム系とアミノグリコシド系の併用でグラム陰性桿菌に対する相乗効果を狙う．また，膿瘍移行性のよいニューキノロン系を考慮する．

選択すべき抗菌薬
○急性期
　セフォタキシム（CTX）やセフトリアキソン（CTRX）＋ゲンタマイシン（GM）
○急性期後
　感受性のあることを確認のうえ，ニューキノロン系抗菌薬を投与する．

(2) Staphylococcus aureus（黄色ブドウ球菌）の敗血症に続発した場合
黄色ブドウ球菌はその性質として敗血症に至った場合，さまざまな臓器で小さな膿瘍を形成することがある．

抗菌薬選択の際の Key Point！
MRSA でなければ最も効果が高いのはセファゾリン（CEZ）である．

選択すべき抗菌薬
○セファゾリン（CEZ），バンコマイシン（VCM），ST 合剤，レボフロキサシン（LVFX）などに加えリファンピシン（RFP）などの併用を考慮する
＊常に外科的ドレナージを考慮する．

3. Prostatitis：前立腺炎

① Community acquired：市中感染

起因菌
- *Escherichia coli*
- *Klebsiella pneumoniae*
- *Proteus* sp.
- *Enterococcus* sp.

抗菌薬選択の際の Key Point！
前立腺移行性のよい抗菌薬はニューキノロン系である．

選択すべき抗菌薬

○シプロフロキサシン（CPFX），レボフロキサシン（LVFX）などのニューキノロン系抗菌薬を選択する．
○治療抵抗性の場合，第三世代セフェム系抗菌薬の併用も考慮する．
○*Enterococcus* sp. の場合，アンピシリン（ABPC）＋ゲンタマイシン（GM）の併用投与．

② 前立腺の手術後

起因菌
- *Klebsiella pneumoniae*
- *Pseudomonas aeruginosa*
- *Enterobacter cloacae*
- MRSA
- *Enterococcus* sp.

抗菌薬選択の際の Key Point！
院内感染性のグラム陰性桿菌，MRSA を意識する．

> **選択すべき抗菌薬**
>
> ○第三世代以上のセフェム系抗菌薬，特に抗緑膿菌作用のあるセフタジジム（CAZ），セフェピム（CFPM）に加え，MRSAの関与が考えられる場合にはバンコマイシン（VCM）を併用する．

4．Meningitis：髄膜炎

① Community acquired：市中感染

（1）Acute：急性の場合

起因菌
- *Streptococcus pneumoniae*（肺炎球菌，PRSP）：成人の髄膜炎の大部分
- *Haemophilus influenzae*（インフルエンザ菌）：2歳以下
- *Staphylococcus aureus*（黄色ブドウ球菌）
- *Klebsiella pneumoniae*（肺炎桿菌）：高齢者

抗菌薬選択の際の Key Point！
- 起因菌と考えられる菌はすべて"確実"にカバーする！
- 抗菌薬大量投与の適応である．
- ペニシリン耐性肺炎球菌（PRSP，PISP）を考慮した初期治療を行う．

> **選択すべき抗菌薬**
>
> ○セフトリアキソン（CTRX）＋バンコマイシン（VCM）
> 　投与量は目安として
> 　　セフトリアキソンを2g/回　12時間毎　合計4g/日
> 　　バンコマイシンを1g/回　12時間毎　合計2g/日である
> 　＊上記のセフトリアキソン（CTRX）の代わりにセフォタキシム（CTX）2g　6時間毎　合計8g/日でもよい．

（2）Subacute：亜急性の場合

起因菌
- *Listeria monocytogenes*（大部分は免疫不全者）
- *Mycobacterium tuberculosis*
- *Cryptococcus neoformans*（免疫不全者）
- ウイルス性

抗菌薬選択の際の Key Point！
亜急性髄膜炎の原因となる菌を思い浮かべることができるか？がポイント！

選択すべき抗菌薬
- ○*Listeria* の場合
  - →アンピシリン（ABPC）＋ゲンタマイシン（GM）
- ○*Cryptococcus* の場合
  - →フルコナゾール（FLCZ）．投与量の目安は 400 mg/日
- ○*Mycobacterium tuberculosis* の場合
  - →イソニアジド（INH）＋リファンピシン（RFP）＋ピラジナマイド（PZA）の 3 剤併用．
  ほぼ，結核性と確定できればエタンブトール（EB）またはストレプトマイシン（SM）を加え 4 剤とする．

② Hospital acquired：院内感染

- 脳外科手術後，V-P シャント術後
- 敗血症（*Staphylococcus aureus* の心内膜炎に続発）
- 腰椎穿刺後

起因菌
- *Klebsiella pneumoniae*（肺炎桿菌）
- *Enterobacter cloacae*
- *Serratia marcescens*（セラチア）

- *Pseudomonas aeruginosa*(緑膿菌)
- *Acinetobacter* sp.
- MRSA(メチシリン耐性黄色ブドウ球菌)
- MRSE(メチシリン耐性表皮ブドウ球菌)など

抗菌薬選択の際の Key Point！
手術後・ドレーン留置・院内感染であることから MRSA や多剤耐性グラム陰性桿菌の関与を思い浮かべる．

選択すべき抗菌薬

○起因菌の判明まで
→セフタジジム(CAZ)もしくはセフェピム(CFPM)＋バンコマイシン(VCM),ST 合剤の併用も考慮
○MRSA の場合
→バンコマイシン(VCM)＋リファンピシン(RFP)±ST 合剤
○MRSE の場合
→バンコマイシン(VCM)＋リファンピシン(RFP)±ST 合剤
○*Pseudomonas aeruginosa* の場合
→セフタジジム(CAZ)もしくはセフェピム(CFPM)＋トブラマイシン(TOB)

5. Brain abscess：脳膿瘍

起因菌

- *Streptococcus viridans*(緑色連鎖球菌)
- *Streptococcus pneumoniae*(肺炎球菌)
- *Haemophilus influenzae*(インフルエンザ菌)
- *Staphylococcus aureus*(黄色ブドウ球菌)
- *Escherichia coli*(大腸菌)
- *Klebsiella pneumoniae*(肺炎桿菌)
- *Peptostreptococcus* sp.

- *Bacteroides fragilis*
- *Prevotella*
- *Fusobacterium*

抗菌薬選択の際の Key Point！
- 膿瘍のため，嫌気性菌を含む多様な菌の関与
- 口腔内緑色連鎖球菌および嫌気性菌が起因菌であることが多い．

選択すべき抗菌薬
- セフォタキシム（CTX）またはセフトリアキソン（CTRX）＋アンピシリン＋メトロニダゾール
- メロペネム（MEPM）
○明らかに黄色ブドウ球菌の関与が考えられる場合
  →メロペネム（MEPM）＋リファンピシン（RFP）
  →ST 合剤（SMX/TMP）±メトロニダゾール＋リファンピシン（RFP）
○MRSA が関与している場合
  →バンコマイシン（VCM）＋ST 合剤＋リファンピシン（RFP）

6．Infective endocarditis：感染性心内膜炎

① Subacute：亜急性

起因菌
- *Streptococcus viridans*（緑色連鎖球菌）：最も多い
- *Enterococcus faecalis*（腸球菌）
- HACEK group
  (*Haemophilus* sp., *Actinobacillus*, *Cardiobacterium*, *Eikenella*, *Kingella* の頭文字をとって HACEK group という)
- *Candida* sp.（稀）

抗菌薬選択の際の Key Point！

多くは *Streptococcus viridans*（緑色連鎖球菌）であるが，抗菌薬投与前に必ず血液培養を 3 セット以上採取し細菌の同定を行う．

選択すべき抗菌薬

○ペニシリン G（PCG）もしくはアンピシリン（ABPC）+ゲンタマイシン（GM）
○HACEK group の場合
　→セフトリアキソン（CTRX）
○*Candida* sp. の場合
　→アンホテリシン B（AMPH-B），ボリコナゾール（VRCZ）
＊投与量は目安として
ペニシリン G：1,600 万〜2,400 万単位/日
アンピシリン（ABPC）：2 g/回　4 時間毎　合計 12 g/日
ゲンタマイシン（GM）：2〜3 mg/kg/日
セフトリアキソン（CTRX）：2 g/回　12〜24 時間毎　合計 2〜4 g/日

② Acute：急性

起因菌
- *Staphylococcus aureus*（黄色ブドウ球菌）：多い
- *Streptococcus pneumoniae*（肺炎球菌）
- A，B 群 β 溶連菌

抗菌薬選択の際の Key Point！

Staphylococcus aureus（黄色ブドウ球菌）などでは急速に病状が悪化するため，疑ったら迷わず大量投与！

選択すべき抗菌薬

○臨床経過より急性，亜急性を判断するが，起因菌が不明である場合

→セファゾリン（CEZ）+アンピシリン（ABPC）+ゲンタマイシン（GM）
→バンコマイシン（VCM）+セフトリアキソン（CTRX）

7. Biliary infection：胆道系感染症

起因菌
- *Escherichia coli*（大腸菌）
- *Klebsiella pneumoniae*（肺炎桿菌）
- *Proteus mirabilis*
- *Enterococcus* sp.（腸球菌）
- *Bacteroides* sp.
- *Clostridium* sp.

抗菌薬選択の際の Key Point！
腹腔内はグラム陰性桿菌と嫌気性菌が関与する．

選択すべき抗菌薬
○軽症例：セフメタゾール（CMZ）
○中等症〜重症
　→セフメタゾール（CMZ）+ゲンタマイシン（GM）
　→アンピシリン/スルバクタム（ABPC/SBT）+ゲンタマイシン（GM）
　→ピペラシリン/タゾバクタム（PIPC/TAZ）+ゲンタマイシン（GM）
　→セフォタキシム（CTX）+クリンダマイシン（CLDM）

8. Liver abscess：肝膿瘍

起因菌
- *Escherichia coli*（大腸菌）
- *Klebsiella pneumoniae*（肺炎桿菌）
- *Proteus mirabilis*

- *Enterobacter cloacae*
- *Enterococcus faecalis* もしくは *faecium*（腸球菌）
- *Bacteroides fragilis*
- *Peptostreptococcus* sp.
- *Clostridium* sp.
- *Entamoeba histolytica*（赤痢アメーバ）

抗菌薬選択の際の Key Point！

膿瘍に抗菌薬は移行しにくい．このため，抗菌薬を併用し，より効果的にグラム陰性桿菌・嫌気性菌をカバーする．

選択すべき抗菌薬

○膿瘍は必ずドレナージを併用する（アメーバ赤痢の場合を除く）
　→ピペラシリン/タゾバクタム（PIPC/TAZ）
　→セフォタキシム（CTX）+クリンダマイシン（CLDM）±ゲンタマイシン（GM）
　→アズトレオナム（AZT）+クリンダマイシン（CLDM）
　→シプロフロキサシン（CPFX）+クリンダマイシン（CLDM）
○維持療法としてはニューキノロン系とクリンダマイシン（CLDM）を投与する．クリンダマイシン（CLDM）の代わりにメトロニダゾールでもよい
○アメーバ性肝膿瘍の可能性があれば血清抗体価を測定
　→メトロニダゾールを投与

9. Peritonitis：腹膜炎

① Primary bacterial peritonitis（肝硬変，ネフローゼ症候群に伴う）

起因菌

- *Escherichia coli*（大腸菌）

- *Klebsiella pneumoniae*（肺炎桿菌）
- *Proteus mirabilis*
- *Streptococcus pneumoniae*（肺炎球菌）
- A，B群β溶連菌

抗菌薬選択の際の Key Point！
腸内細菌科のグラム陰性桿菌が主な起因菌である．

選択すべき抗菌薬
- セフォタキシム（CTX）
- セフトリアキソン（CTRX）
- セフタジジム（CAZ）
- ピペラシリン/タゾバクタム（PIPC/TAZ）±ゲンタマイシン（GM）

② Secondary bacterial peritonitis（消化管穿孔など）

起因菌
急性期はグラム陰性桿菌，腸球菌，嫌気性菌の混合感染が主体であるが，病状の進行とともに嫌気性菌の関与が強くなり膿瘍を形成する．

- *Escherichia coli*（大腸菌）
- *Klebsiella pneumoniae*（肺炎桿菌）
- *Proteus mirabilis*
- *Enterobacter cloacae*
- *Enterococcus faecalis* もしくは *faecium*
- *Bacteroides fragilis*
- *Clostridium* sp.

抗菌薬選択の際の Key Point！
多様なグラム陰性桿菌と嫌気性菌を想定する．

選択すべき抗菌薬

○軽症例（限局性）：
→セフメタゾール（CMZ）
→アンピシリン/スルバクタム（ABPC/SBT）
○重症例：
→ピペラシリン（PIPC）+クリンダマイシン（CLDM）+ゲンタマイシン（GM）
→ピペラシリン/タゾバクタム（PIPC/TAZ）+ゲンタマイシン（GM）
→セフォタキシム（CTX）+クリンダマイシン（CLDM）
→アズトレオナム（AZT）+クリンダマイシン（CLDM）
→メロペネム（MEPM）

③ CAPD peritonitis（腹膜透析に伴う腹膜炎）

起因菌
- *Staphylococcus epidermidis*（表皮ブドウ球菌）
- *Staphylococcus aureus*（MRSAも含む）
- *Enterococcus* sp.（腸球菌）
- *Escherichia coli*（大腸菌）
- *Klebsiella pneumoniae*（肺炎桿菌）
- *Pseudomonas aeruginosa*（緑膿菌）
- *Candida* sp.（カンジダ）

抗菌薬選択の際の Key Point！
カテーテルを介しての感染であるため，グラム陽性球菌（MRSA，MRSE），カンジダなども起因菌として思い浮かべる．

選択すべき抗菌薬

○バンコマイシン（VCM）+トブラマイシン（TOB）もしくはトブラマイシンの代わりにセフタジジム（CAZ）
○軽症例は腹腔内，重症例は静注に加え腹腔内の投与を行う．
○カンジダの場合はフルコナゾール（FLCZ）もしくはミカ

■ ファンギン（MCFG）の投与

10. Pelvic inflammatory disease：骨盤内感染

起因菌
- B群β溶連菌
- *Enterococcus* sp.（腸球菌）
- *Escherichia coli*（大腸菌）
- *Klebsiella pneumoniae*（肺炎桿菌）
- *Bacteroides fragilis*
- *Neisseria gonorrhoeae*（淋菌）
- *Chlamydia trachomatis*

抗菌薬選択の際の Key Point !
骨盤内感染症では特有の細菌，B群溶連菌，*Neisseria gonorrhoeae*（淋菌），*Chlamydia trachomatis* を忘れずに！
混合感染もある．

選択すべき抗菌薬

○軽症，限局例
　→セフメタゾール（CMZ）±ミノサイクリン（MINO）
　→アンピシリン/スルバクタム（ABPC/SBT）±ミノサイクリン（MINO）
○中等症から重症例
　→セフメタゾール（CMZ）+ゲンタマイシン（GM）±ミノサイクリン（MINO）
　→アンピシリン/スルバクタム（ABPC/SBT）+ゲンタマイシン（GM）±ミノサイクリン（MINO）
　→セフォタキシム（CTX）またはセフトリアキソン（CTRX）+クリンダマイシン（CLDM）±ミノサイクリン（MINO）
　→レボフロキサシン（LVFX）+クリンダマイシン（CLDM）
　　＊クラミジア感染が疑わしい，もしくは確定的ならばミ

■　ノサイクリン（MINO）を追加する

11. Osteomyelitis：骨髄炎

起因菌
- *Staphylococcus aureus*（黄色ブドウ球菌）
- A，B 群 β 溶連菌
- *Enterococcus* sp.（腸球菌）
- *Escherichia coli*（大腸菌）
- *Klebsiella pneumoniae*（肺炎桿菌）
- *Pseudomonas aeruginosa*（緑膿菌）
- *Haemophilus influenzae*（インフルエンザ菌）：乳児で多い

抗菌薬選択の際の Key Point！
　黄色ブドウ球菌が起因菌であることが多い．

> **選択すべき抗菌薬**
> 　○MSSA（メチシリン感受性黄色ブドウ球菌）の場合
> 　　→セファゾリン（CEZ）±ゲンタマイシン（GM）
> 　　→セファゾリン（CEZ）＋クリンダマイシン（CLDM）の併用を考慮
> 　○MRSA の場合
> 　　→バンコマイシン（VCM）とリファンピシン（RFP）の併用を考慮
> 　○*Escherichia coli*（大腸菌），*Klebsiella pneumoniae*（肺炎桿菌）の場合
> 　　→セフォタキシム（CTX）
> 　　→セフトリアキソン（CTRX）
> 　　→シプロフロキサシン（CPFX）
> 　○維持療法としての経口薬は
> 　　→レボフロキサシン（LVFX）
> 　　→ST 合剤
> 　　→クリンダマイシン（CLDM）

12. Septic arthritis：敗血症性関節炎

起因菌
- *Staphylococcus aureus*（黄色ブドウ球菌）
- *Streptococcus pneumoniae*（肺炎球菌）
- A群β溶連菌
- *Escherichia coli*（大腸菌）
- *Klebsiella pneumoniae*（肺炎桿菌）
- *Neisseria gonorrhoeae*（淋菌）

抗菌薬選択の際の Key Point！
アミノグリコシド系抗菌薬との併用でより抗菌効果を高める．

選択すべき抗菌薬
- ・セファゾリン（CEZ）もしくはセフォチアム（CTM）±ゲンタマイシン（GM）
- ○MRSAの場合
  - →バンコマイシン（VCM）
- ○*Neisseria gonorrhoeae*（淋菌）の場合
  - →セフトリアキソン（CTRX）

13. Tonsillitis：扁桃炎

起因菌
- A群β溶連菌
- *Corynebacterium* sp.
- EBウイルス（infectious mononucleosis：伝染性単核球症）

抗菌薬選択の際の Key Point！
伝染性単核球症（EBウイルス）では高率に発疹が出現するので，ペニシリン系を投与しない．

> **選択すべき抗菌薬**
> - ペニシリン G（PCG）
> - アンピシリン（ABPC）
> - アンピシリン/スルバクタム（ABPC/SBT）
> - セフトリアキソン（CTRX）
> - クリンダマイシン（CLDM）

14. Peritonsillitis：扁桃周囲炎
Peritonsillar abscess：扁桃周囲膿瘍
Parapharyngeal space infection：咽頭周囲感染

起因菌
- A 群 β 溶連菌
- *Peptostreptococcus*
- *Fusobacterium*
- *Prevotella*

抗菌薬選択の際の Key Point！
混合感染である場合が多く，A 群溶連菌の他，口腔内嫌気性菌が関与することを忘れずに！
必要があれば，ドレナージも考慮！

> **選択すべき抗菌薬**
> - ペニシリン G＋クリンダマイシン（CLDM）
> - アンピシリン（ABPC）＋クリンダマイシン（CLDM）
> - セフメタゾール（CMZ）
> - アンピシリン/スルバクタム（ABPC/SBT）

15. Epiglottitis：喉頭蓋炎

起因菌
- A 群 β 溶連菌

- *Haemophilus influenzae*
- ウイルス性

抗菌薬選択の際の Key Point！

重篤な気道狭窄を起こす可能性があるため，十分効果的な抗菌薬（第三世代セフェム系）を選択すること！
喉頭浮腫に対しては副腎皮質ステロイドの投与を考慮

選択すべき抗菌薬

- ・セフトリアキソン（CTRX）
- ・セフォタキシム（CTX）

16. Sinusitis：副鼻腔炎

起因菌

- *Streptococcus pneumoniae*（肺炎球菌）
- *Haemophilus influenzae*（インフルエンザ菌）
- A 群 β 溶連菌
- *Staphylococcus aureus*（黄色ブドウ球菌）

抗菌薬選択の際の Key Point！

Haemophilus influenzae（インフルエンザ菌），*Moraxella catarralis* などのグラム陰性菌のカバーも忘れずに！

選択すべき抗菌薬

- ・セフォチアム（CTM）
- ・アンピシリン/スルバクタム（ABPC/SBT）
- ・セフトリアキソン（CTRX）
- ・テリスロマイシン（TEL）
- ・レボフロキサシン（LVFX）
- ・クラリスロマイシン（CAM）
- ・アジスロマイシン（AZM）

17. Otitis media：中耳炎

起因菌
- *Streptococcus pneumoniae*（肺炎球菌）
- *Haemophilus influenzae*（インフルエンザ菌）
- A群β溶連菌
- *Moraxella catarralis*
- *Staphylococcus aureus*（黄色ブドウ球菌）

抗菌薬選択の際の Key Point！
Haemophilus influenzae（インフルエンザ菌），*Moraxella catarralis* などのグラム陰性菌のカバーも忘れずに！

選択すべき抗菌薬
- セフォチアム（CTM）
- アンピシリン/スルバクタム（ABPC/SBT）
- セフトリアキソン（CTRX）
- レボフロキサシン（LVFX）
- テリスロマイシン（TEL）
- クラリスロマイシン（CAM）
- アジスロマイシン（AZM）

18. Cellulitis：蜂窩織炎

① 循環障害のない場合

起因菌
- A，B，G群β溶連菌
- *Staphylococcus aureus*（黄色ブドウ球菌）

抗菌薬選択の際の Key Point！
グラム陽性球菌を効果的にカバーする抗菌薬を投与する！

> **選択すべき抗菌薬**
> ・セファゾリン（CEZ）
> ・ペニシリン G（PCG）＋クリンダマイシン（CLDM）
> ・アンピシリン/スルバクタム（ABPC/SBT）

② 循環障害のある場合：Diabetic foot ulcer infection （糖尿病性足壊疽感染） ：Decubitus wound infection （褥創感染）

起因菌
- A, B 群 β 溶連菌
- *Staphylococcus aureus*（MRSA も含む）
- *Escherichia coli*（大腸菌）
- *Klebsiella pneumoniae*（肺炎桿菌）
- *Proteus* sp.
- *Enterobacter cloacae*
- *Pseudomonas aeruginosa*（緑膿菌）
- *Enterococcus faecalis*（腸球菌）
- *Bacteroides fragilis*
- *Peptococcus* sp.
- *Peptstreptcoccus* sp.
- *Clostridium* sp.

抗菌薬選択の際の Key Point！
複数の細菌が関与し，培養検査ですべてが検出されるわけではない．

> **選択すべき抗菌薬**
> ○軽症例
> →セフメタゾール（CMZ）
> →アンピシリン/スルバクタム（ABPC/SBT）
> →経口薬ではレボフロキサシン（LVFX）＋クリンダマイシ

ン（CLDM）
○中等症〜重症例
→セファゾリン（CEZ）+クリンダマイシン（CLDM）
→セフォタキシム（CTX）+クリンダマイシン（CLDM）
○*Pseudomonas aeruginosa*（緑膿菌）を含めてカバーする場合
→セフェピム（CFPM）
→ピペラシリン/タゾバクタム（PIPC/TAZ）
→メロペネム（MEPM）
○MRSAが培養陽性の場合
→上記にバンコマイシン（VCM）を追加する

19. Necrotizing cellulitis：壊死性蜂窩織炎
　　Necrotizing fasciitis：壊死性筋膜炎
　　Necrotizing myositis：壊死性筋炎

起因菌
- A, B, G群β溶連菌
- *Staphylococcus aureus*（MRSA）
- *Escherichia coli*（大腸菌）
- *Klebsiella pneumoniae*（肺炎桿菌）
- *Enterobacter cloacae*
- *Pseudomonas aeruginosa*（緑膿菌）
- *Enterococcus faecalis*（腸球菌）
- *Bacteroides fragilis*
- *Peptococcus* sp.
- *Peptostreptcoccus* sp.
- *Vibrio vulnificus*：肝硬変，免疫不全の患者で海産魚介類の生食後
- *Aeromonas hydrophila*：湖水や汚染された院内の水から主に免疫不全者に感染

抗菌薬選択の際の Key Point！
- 外科的ドレナージを行うこと！

- 嫌気性菌も含む混合感染であることを忘れずに！
- 抗菌薬大量投与の適応

選択すべき抗菌薬

- ・セフォタキシム（CTX）またはセフトリアキソン（CTRX）＋クリンダマイシン（CLDM）
  - 劇症溶連菌感染症の場合
    → ペニシリンGもしくはアンピシリン（ABPC）大量投与＋クリンダマイシン（CLDM）
  - MRSAが培養陽性の場合
    → 上記にバンコマイシン（VCM）を追加する
  - *Vibrio vulnificus*, *Aeromonas hydrophila* の可能性がある場合
    → 第三世代セフェム系抗菌薬を投与する

20. Intravascular catheter infection：血管内カテーテル感染
Septic thrombophlebitis：敗血症性血栓性静脈炎

起因菌
- MRSA
- MRSE（メチシリン耐性表皮ブドウ球菌）
- *Escherichia coli*（大腸菌）
- *Klebsiella pneumoniae*（肺炎桿菌）
- *Enterobacter cloacae*
- *Pseudomonas aeruginosa*（緑膿菌）
- *Enterococcus faecalis*（腸球菌）
- *Candida albicans*

抗菌薬選択の際の Key Point！
グラム陽性球菌のみならずグラム陰性桿菌・カンジダも主要な起因菌である．

> **選択すべき抗菌薬**

○起因菌が同定されるまで
→バンコマイシン（VCM）+セフタジジム（CAZ）もしくはアズトレオナム（AZT）の併用
○*Candida* の場合（30%に眼内炎を合併する）
→ミカファンギン（MCFG）
○*Candida* 感染でより重症の場合
→アンホテリシン B（AMPH-B）もしくはミカファンギン（MCFG）大量投与

21. Sepsis：敗血症

① Community acquired：市中感染

起因菌
- *Staphylococcus aureus*（黄色ブドウ球菌）
- *Streptococcus pneumoniae*（肺炎球菌）
- A, B 群 β 溶連菌
- *Escherichia coli*（大腸菌）
- *Klebsiella pneumoniae*（肺炎桿菌）
- *Proteus mirabilis*
- *Bacteroides fragilis*
- *Clostridium* sp.

抗菌薬選択の際の Key Point！
- 抗菌薬の投与前に必ず血液培養をはじめ，感染部位と想定される培養を採取．
- 病歴と症状，身体所見などより感染部位，起因菌を推定する．
- 血液培養の結果は待てない！　より強く，より広く細菌をカバーする．

> **選択すべき抗菌薬**

・セファゾリン（CEZ）+ゲンタマイシン（GM）

- セフォタキシム(CTX)+ゲンタマイシン(GM)
- セフェピム(CFPM)
- メロペネム(MEPM)

② Hospital acquired:院内感染

起因菌
- MRSA
- MRSE(メチシリン耐性表皮ブドウ球菌)
- *Enterococcus faecalis, faecium*(腸球菌)
- *Escherichia coli*(大腸菌)
- *Klebsiella pneumoniae*(肺炎桿菌)
- *Enterobacter cloacae*
- *Serratia marcescens*(セラチア)
- *Pseudomonas aeruginosa*(緑膿菌)
- *Bacteroides fragilis*
- *Candida* sp.

抗菌薬選択の際の Key Point!

院内では第一世代,第2世代セフェム系耐性グラム陰性桿菌や腸球菌や MRSA など多剤耐性菌が原因となることが多い.
特に,MRSA,*Pseudomonas aeruginosa*(緑膿菌)などの耐性グラム陰性桿菌が重要!

選択すべき抗菌薬

- セフタジジム(CAZ)+トブラマイシン(TOB)
- セフェピム(CFPM)
- メロペネム(MEPM)
○MRSA が検出されていた場合や血管内カテーテル感染が疑われればバンコマイシン(VCM)を併用する.
○*Candida* sp. が疑われる場合
 →ミカファンギン(MCFG)を加える

22. Neutropenic fever：好中球減少者の発熱

起因菌
- *Escherchia coli*（大腸菌）
- *Klebsiella pneumoniae*（肺炎桿菌）
- *Proteus mirabilis*
- *Enterobacter cloacae*
- *Serratia marcescens*（セラチア）
- *Pseudomonas aeruginosa*（緑膿菌）
- *Staphylococcus aureus*（MRSA）
- MRSE
- *Enterococcus faecalis*，*E. faecium*
- *Bacteroides fragilis*
- *Clostridium* sp.
- *Candida* sp.
- *Aspergillus* sp.（*Aspergillus fumigatus* は代表的アスペルギルス）

抗菌薬選択の際の Key Point！
- 多種の好気性グラム陰性桿菌，耐性グラム陰性桿菌をカバーできる抗菌薬の選択をする．
- 血管内カテーテル感染などでグラム陽性球菌による感染が疑われれば，初期投与からバンコマイシン（VCM）を追加する．
- *Pseudomonas aeruginosa*（緑膿菌）に関してはゲンタマイシン（GM）よりトブラマイシン（TOB）のほうがより有効！

選択すべき抗菌薬
- セフタジジム（CAZ）＋トブラマイシン（TOB）
- セフェピム（CFPM）±トブラマイシン（TOB）
- メロペネム（MEPM）±トブラマイシン（TOB）
○ 上記抗菌薬で反応不十分な場合
　→バンコマイシン（VCM）の追加
○ さらに状態改善がない場合
　→アンホテリシン B（AMPH-B）もしくはミカファンギン

（MCFG）の追加．G-CSF の投与を考慮する．

冒頭の解説

このような質問に答えられますか？

CASE 1

髄膜炎：このような感染症にどのような抗菌薬を選択しますか？

【解説】
本文参照してください．

CASE 2

52 歳男性．肝膿瘍で入院．外科的ドレナージを行い，穿刺液を培養に提出した．どのような細菌を考えて抗菌薬を選択しますか？
また，その選択のポイントはどこにあるのでしょうか？

【解説】
実際にどのような抗菌薬を選択するかは本文参照．選択のポイントは膿瘍であるため，グラム陰性桿菌に加え，嫌気性菌の混合感染であるということである．
　また，起因菌の一つとしてアメーバ赤痢を忘れてはならない．

CASE 3

黄色ブドウ球菌の感染性心内膜炎を疑ってペニシリン G の大量投与を開始した．急性感染性心内膜炎の Empiric therapy として正しいでしょうか？

【解説】●●

ペニシリン G の黄色ブドウ球菌に対する抗菌力は期待できず，無効と考えてよい．黄色ブドウ球菌の場合，CEZ（セファゾリン），VCM（バンコマイシン），GM（ゲンタマイシン），RFP（リファンピシン）などを組み合わせて大量投与する（本文参照）．

参考図書

1. Gorbach SL, Bartlett JG, Blacklow NR：Infectious Diseases, 2nd ed. Saunders, 1998
2. Gilbert DN, Moellering RC jr., Eliopoulos GM, Sande MA：The Sanford Guide To Antimicrobial Therapy 2004, 34th ed., 2004
3. Bartlett JG：2004 Book of Infectious Disease Therapy（Pocket edition）. Lippincott Williams & Willkins, 2005
4. Reese RE, Betts RF, Gumustop B：Handbook of Antibiotics, 3rd ed. Lippincott Williams & Willkins, 2000
5. Betts RF, Chapman SW, Penn RL：A Practical Approach To Infectious Diseases, 5th ed, Lippincott Williams & Willkins, 2002

参考文献

1. Wheeler AP, Bernard GR：Treating patients with severe sepsis. *N Engl J Med* 340：207-214, 1999
2. Halm EA, Teirstein AS：Management of community acquired pneumonia. *N Engl J Med* 347：2039-2045, 2002
3. Thomas CF Jr, Limper AH：Pneumocystis pneumonia. *N Engl J Med* 350：2487-2498, 2004
4. Mylonakis E, Calderwood SB：Infective endocarditis in adults. *N Engl J Med* 345：1318-1330, 2001
5. Lowy FD：Staphylococcus aureus infections. *N Engl J Med* 339：520-532, 1998
6. 古川恵一：各種感染症に対する初期治療薬の選択はいかにあるべきか．JIM 12：1006-1012, 2002
7. 古川恵一：重症 MRSA 感染症に対するバンコマイシンと ST 合剤，リファンピシンの併用療法例．治療学 34：85-88, 2000
8. 原田将英，古川恵一：感染性心内膜炎．臨床と微生物 28：481-487, 2001

其の8

妊娠・授乳期の抗菌薬療法

比較的安全な薬剤って何？

基本原則

妊娠中（特に妊娠初期），授乳期は胎児への影響を考慮し，可能なかぎり薬剤の投与は控えるべきである．やむを得ず抗菌薬を投与する場合，安全性の高い薬剤であるβラクタム系抗菌薬などを選択する．

1．妊婦に対する抗菌薬

① 投与が比較的安全なもの

　ペニシリン系，セフェム系，モノバクタム系，エリスロマイシン

② 投与に注意が必要なもの

　アミノグリコシド系，バンコマイシン（VCM），クリンダマイシン（CLDM），カルバペネム系，アジスロマイシン（AZM）

③ 投与禁忌のもの

　ニューキノロン系，ST合剤，クロラムフェニコール，テトラサイクリン系，メトロニダゾール

代表的な抗菌薬の母体血中濃度と胎児血中濃度の比
（母体血中濃度を100%とした場合）
50～100%●アンピシリン（ABPC），ペニシリンG（PCG），テトラサイクリン系
30～50%●アンホテリシンB（AMPH-B），クリンダマイシン（CLDM），ゲンタマイシン（GM）
0～30%●セファゾリン（CEZ），セフトリアキソン（CTRX），アミカシン（AMK），トブラマイシン（TOB），エリスロマイシン（EM）

2. 授乳中の抗菌薬

データ上，明確に授乳期の安全性が確立した抗菌薬はないが，通常妊娠時に準じた投与をする場合が多い．

> **血漿と母乳の濃度比（血中濃度を 100%とした場合）**
> **50～100%** ● アンピシリン（ABPC），クリンダマイシン（CLDM），エリスロマイシン（EM）メトロニダゾール，ST 合剤
> **＜30%** ● ペニシリン G（PCG），セフォタキシム（CTX），セファゾリン（CEZ）

参考図書
1. Gorbach SL, Bartlett JG, Blacklow NR：Infectious Diseases, 2nd ed. Saunders, 1998
2. Gilbert DN, Moellering RC jr., Eliopoulos GM, Sande MA：The Sanford Guide To Antimicrobial Therapy 2004, 34th ed., 2004
3. Bartlett JG：2004 Book of Infectious Disease Therapy (Pocket edition). Lippincott Williams & Willkins, 2005
4. Reese RE, Betts RF, Gumustop B：Handbook of Antibiotics, 3rd ed. Lippincott Williams & Willkins, 2000

其の9

抗菌薬のアレルギーについて

ペニシリン系でだめならセフェム系もだめ？

基本原則

抗菌薬のアレルギーはβラクタム系（ペニシリン系，セフェム系，カルバペネム系）に多い

臨床で患者に投与される薬剤の中でも抗菌薬は薬剤熱の原因となる場合があり，また，アレルギー反応も時に認められる．中でもβラクタム系である，ペニシリン系，セフェム系，カルバペネム系でのアレルギー反応の頻度は他薬剤と比較してより多くみられる．もし臨床的にペニシリン系の重症なアレルギーを疑った場合，共通するβラクタム環を持つ抗菌薬であるセフェム系とカルバペネム系の投与は避けるほうが賢明である．

1. ペニシリンに対してアレルギーを起こす頻度は1～8%である

その中でも重篤なアナフィラキシーショック（ショック，気管支痙攣，じん麻疹，血管浮腫）は0.01～0.05%である．

2. 一般的にはペニシリン系でアレルギー反応を示す場合，交叉反応の頻度はセフェム系・カルバペネム系ともに約10%以内である

ニューキノロン系，アミノグリコシド系，クリンダマイシン（CLDM），バンコマイシン（VCM）などではアレルギー反応を起こす頻度は比較的低い．

＊バンコマイシン（VCM）はそれ自体にヒスタミンの遊離を促す作用があり，これによる症候をred man症候群という．

3. βラクタム系を投与する場合，アズトレオナム（AZT）を選択する

- アズトレオナムはβラクタム系ではあるが，他のβラクタム系との交差反応性がないとされている（ただし，セフタジジム（CAZ）との交差反応がみられる場合がある）．
- アズトレオナムの抗菌スペクトラムは *Pseudomonas aeruginosa*（緑膿菌）を含むグラム陰性桿菌のみである．
- 例えば，イミペネム/シラスタチン（IPM/CS）による薬剤アレルギーを疑った場合，アズトレオナム（AZT）とクリンダマイシン（CLDM）の併用に変更する（アズトレオナムでグラム陰性桿菌をカバーし，クリンダマイシンでMRSAと腸球菌を除くグラム陽性球菌と嫌気性菌をカバーできる）．

またシプロフロキサシン（CPFX）とクリンダマイシン（CLDM）との併用も有効である．

4. ペニシリン系でアレルギーを認める場合，重篤なものでなければ（軽い発疹程度）セフェム系も投与可能であるが，より高度なアレルギー反応では，無難な選択としてはグラム陽性球菌感染症ではバンコマイシン（VCM），クリンダマイシン（CLDM），マクロライド系などを，また，グラム陰性桿菌感染症ではアズトレオナム（AZT），ニューキノロン系，アミノグリコシド系などを選択する

参考図書
1. Gorbach SL, Bartlett JG, Blacklow NR：Infectious Diseases, 2nd ed. Saunders, 1998
2. Reese RE, Betts RF, Gumustop B：Handbook of Antibiotics, 3rd ed. Lippincott Williams & Willkins, 2000
3. Betts RF, Chapman SW, Penn RL：A Practical Approach To Infectious Diseases, 5th ed. Lippincott Williams & Willkins, 2003

其の**10**

抗菌薬の併用療法
併用した場合の欠点は？

基本原則

抗菌薬の併用は次の（1）〜（4）のような効果がみられる場合である．
(1) 広範囲の細菌に作用する
(2) 複数菌の混合感染に有効である
(3) 抗菌効果の増強（相乗・相加効果）が得られる
(4) 菌の耐性化を防ぐ
一方，
(5) 抗菌薬併用の欠点
もある．

(1) 広範囲の細菌に作用する

Empiric therapy として，感染の可能性がある細菌を広くカバーするために併用療法は有効である．以下にその臨床例を挙げる．

① 重症市中肺炎

重症であればあるほど，より広範囲の起因菌に対して抗菌効果の高い薬剤を選択する．

- セフォタキシム（CTX）とエリスロマイシン（EM）やミノサイクリン（MINO）の併用→細菌性肺炎と異型肺炎の起因菌を広くカバーできる．
- セフォタキシム（CTX）とクリンダマイシン（CLDM）の併用→嚥下性肺炎の可能性がある場合，クリンダマイシン（CLDM）で嫌気性菌をより強くカバーできる．

② 白血球減少者の発熱

血液疾患や化学療法後に認められる白血球減少者の発熱では，明らかな発熱の原因が不明でも，治療開始が遅れた場合，重篤な状態になる可能性があるため，初期から広範囲な細菌をカバーする抗菌薬を選択，投与する必要がある．

- ●セフタジジム（CAZ）とトブラマイシン（TOB）の併用

または

- ●セフェピム（CFPM）単独投与またはトブラマイシン（TOB）との併用投与を行う．その後，発熱が3日間以上続く場合はバンコマイシン（VCM）を追加する．

③ 血管内カテーテル感染に続発した静脈炎・敗血症

血管内カテーテル感染ではメチシリン耐性表皮ブドウ球菌（MRSE）やメチシリン耐性黄色ブドウ球菌（MRSA）が起因菌となることが多く，*Pseudomonas aeruginosa*（緑膿菌），*Serratia marcescens*（セラチア）などのグラム陰性桿菌もその起因菌となる．そのため初期治療に選択される抗菌薬は以下のものになる．

- ●バンコマイシン（VCM）とセフタジジム（CAZ）またはセフェピーム（CFPM）の併用

もしくは，

- ●バンコマイシン（VCM）とアズトレオナム（AZT）の併用など．
  ＊バンコマイシン（VCM）と併用される抗菌薬は抗緑膿菌作用を持った薬剤が選択される．

④ 腹膜透析患者（CAPD）の腹膜炎

血管内カテーテルの場合と同様，耐性ブドウ球菌（MRSA）のみならずグラム陰性桿菌（緑膿菌を含む）もその起因菌となりうるため以下のような抗菌薬を選択する．

- ●バンコマイシン（VCM）とトブラマイシン（TOB）の併用

または

- ●バンコマイシン（VCM）とセフタジジム（CAZ）の併用（腹腔内投与も含む）

（2）複数菌の混合感染に有効である

複数の細菌が感染の原因である場合，一種類の抗菌薬では十分にカバーできないことも多い．このような時にも併用療法は有効である．

① **腹腔内感染（腹膜炎・腹腔内膿瘍・肝膿瘍）**

大腸内には，腸内細菌科のグラム陰性桿菌，嫌気性菌，腸球菌など多種の細菌が多く存在する．このような場合，以下のような併用療法が有効である．

- セフォタキシム（CTX）とクリンダマイシン（CLDM）の併用

② **院内性嚥下性肺炎**

院内感染ではグラム陰性桿菌，口腔内嫌気性菌など市中感染とは異なった細菌が原因となって嚥下性肺炎を起こす．

- セフタジジム（CAZ）とクリンダマイシン（CLDM）の併用

（3）抗菌効果の増強（相乗・相加効果）が得られる

抗菌薬の併用により抗菌力が相乗的に増強する場合がある．

① *Enterococcus faecalis*（腸球菌）感染

- アンピシリン（ABPC）とゲンタマイシン（GM）の併用を行う．
  ＊ペニシリンG（PCG）またはアンピシリン（ABPC），ピペラシリン（PIPC）単独では静菌的であるが，これらの各薬剤に加えアミノグリコシド系（ゲンタマイシンなど）を併用すると殺菌的になる．

② *Listeria monocytogenes*（リステリア）

- アンピシリン（ABPC）とゲンタマイシン（GM）の併用で殺菌的になる．

③ **グラム陰性桿菌**

Pseudomonas aeruginosa（緑膿菌），*Klebsiella pneumoniae*（肺炎桿菌），*Enterobacter cloacae*（エンテロバクター），*Serratia marcescens*（セラチア）などのグラム陰性桿菌．

- βラクタム剤（第三世代以上のセフェム系抗菌薬やピペラシリン）とアミノグリコシド系の併用で相乗的に働いて殺菌作用が高まる．

④ **クリプトコッカス髄膜炎**
- アンホテリシン B（AMPH-B）と 5-FC の併用で相乗効果を認める．

（4）菌の耐性化を防ぐ

単剤治療では耐性獲得しやすい細菌に対して複数の薬剤を併用することによって耐性獲得を防ぐことが可能である．

① *Mycobacterium tuberculosis*（結核菌）
- 抗結核薬単剤の治療では容易に耐性化するが，2剤よりも3さらに4剤とより多く併用することで耐性獲得が抑制される．

② *Staphylococcus aureus*（黄色ブドウ球菌）
- リファンピシン（RFP）単剤では容易に耐性獲得しうるが，バンコマイシン（VCM）との併用で耐性化は抑制される．

③ **グラム陰性桿菌**

Pseudomonas aeruginosa（緑膿菌），*Enterobacter cloacae*（エンテロバクター），*Serratia marcescens*（セラチア），*Citrobacter* sp.（シトロバクター）といったグラム陰性桿菌
- これらの菌の感染に対してβラクタム剤単独では耐性獲得する可能性が高い．しかし，アミノグリコシド系を併用すると，その耐性獲得を抑制することができる．

（例）*Pseudomonas aeruginosa*（緑膿菌）に対し，セフタジジム（CAZ）とトブラマイシン（TOB）を併用投与する．

（5）抗菌薬併用の欠点

併用療法は必ずしも利点のみではない．多剤耐性菌の出現や真菌感染の可能性が増すことや抗菌薬による副作用，医療費の増大などの問題点もあることも無視できない．これらの点も考慮したうえで，各症例に応じて併用療法の適応を決定する．

其の11

感染症における ステロイド療法

感染症ならステロイドはだめじゃないの？

基本原則

通常，感染症では副腎皮質ステロイドの投与は免疫能の低下をもたらすことから行われないことが普通である．しかし，ある特定の状況ではむしろ感染症に伴う症状を緩和，予後が改善する可能性がある．

① ニューモシスチス・カリニ肺炎
　（*Pneumocystis jirovecii* pneumonia：PCP）
　感染症におけるステロイド療法では最もエビデンスが確立している．
　ニューモシスチス・カリニ肺炎を合併したエイズ患者で低酸素血症の高度な症例（動脈血酸素分圧<70 mmHg または肺胞気動脈血酸素分圧較差>35 mmHg）でステロイドを投与する．
　欧米での投与量はプレドニゾロン 80 mg/日（分2）を 5 日間，その後 40 mg/日を 5 日間，その後 20 mg/日をニューモシスチス・カリニ肺炎治療期間中投与を継続する．
　致死率と呼吸不全に至る危険性を軽減するとされている．

② EB ウイルス感染（伝染性単核球症）
　扁桃腫大の程度が強く気道閉塞を伴った場合，また心筋炎，髄膜炎，間質性肺炎，溶血性貧血などの合併症がある場合に適応となる．
　プレドニゾロンで 1〜2 mg/kg/日を 3 日間投与し 2 週間かけて減量する．

③ 小児の細菌性髄膜炎
　小児の細菌性髄膜炎ではデキサメサゾン 0.15 mg/kg を 6 時間毎に抗菌薬治療を開始する直前または同時期から始めて 2〜4 日間投与する方法が予後を改善するとして推奨されている．
※成人の細菌性髄膜炎でも初期に副腎皮質ステロイドを併用した

ほうが予後がより良いというデータもある．

④ アレルギー性気管支肺アスペルギルス症

病態がアレルギーであり，ステロイドの適応である．

⑤ 結核性心膜炎

プレドニゾロンで 40〜80 mg/日から開始．徐々に減量する．抗結核剤とともに投与する．

⑥ 結核性髄膜炎

意識障害や神経麻痺症状などを認めた症例では，プレドニゾロン 60 mg/日を 1〜2 週連日投与し漸減後，計 6 週間で中止する．

参考図書
 1. Gorbach SL, Bartlett JG, Blacklow NR：Infectious Diseases, 2nd ed. Saunders, 1998
 2. Bartlett JG：2004 Book of Infectious Disease Therapy（Pocket edition）. Lippincott Williams & Willkins, 2005

其の12

MIC と MBC
聞いたことはあるけどなんだっけ？

基本原則

MIC は抗菌薬の選択上，重要な指標で，個々の細菌，抗菌薬で異なっている．同系統の抗菌薬について比較した場合，MIC が低ければ低いほど抗菌力は強い

　抗菌薬の各細菌に対する抗菌力の一指標．MIC は視覚的に発育が抑制されている最小薬剤濃度である．MBC（minimal bactericidal concentration）は視覚的に発育が抑制されているもののうち，培養にて発育が 99.9％以下に抑えられる薬剤濃度を示す．

　通常の感染症では MIC の 4～5 倍の組織濃度に達することが必要とされている．

　また髄膜炎では，髄液中の抗菌薬濃度が起因菌の MIC 値の 10 倍以上の濃度に達することが必要とされる．

培養検査の結果で S や R といった記号に気づく．これは…

- 同じ細菌に対し同系列の抗菌薬ごとに定められたカットオフ値により

　　S（susceptible：感受性あり）
　　I（intermediate：中等度感受性）
　　R（resistant：耐性）

　に分けられる．

- MIC 値は R より I，I より S がより低い．MIC 値によりその抗菌薬に対する細菌の感受性の程度を判定する．
　同系列の薬剤間では MIC を比較し抗菌力の指標にできる．
　MIC 値が低い薬剤ほど同じ系統の薬剤間では抗菌力はより強い．

- MIC 値による感受性の基準は菌や抗菌薬の系統により異なっている．その絶対値は他系統の抗菌薬とは比較することはできない．

> **例)MIC90(菌株の 90%の発育を抑制する薬物濃度)で以下の抗菌薬を比較する**
> *Staphylococcus aureus*(黄色ブドウ球菌:MSSA)における
> MIC90 値(単位は $\mu g/ml$)は?
> セファゾリン(CEZ)0.5〜1.0≧セフォチアム(CTM)1.6≧
> セフォタキシム(CTX)2.0≧セフトリアキソン(CTRX)4.0≧
> セフタジジム(CAZ)8.0〜16.0
> (MIC8.0 以下が感受性)

MIC 値が低値であるほど,抗菌力は強い.したがって,起因菌が *Staphylococcus aureus* であると判明した場合,セフタジジム(CAZ)やセフォタキシムを投与するよりも MIC 値が最も低いセファゾリン(CEZ)を投与するほうがはるかに効果的である.

参考図書
1. Gorbach SL, Bartlett JG, Blacklow NR:Infectious Diseases, 2nd ed. Saunders, 1998
2. Sleigh JD, Timbury MC:Notes on Medical Bacteriology, 5th ed. Churchill Livingstone, 1998
3. Gantz NM, Brown RB, Berk SL, Esposito AL, Gleckman RA:Manual of Clinical Problems in Infectious Disease, 4th ed. Lippincott Williams & Willkins, 1999

其の13

腎機能障害時の抗菌薬療法の原則

いつも適当に投与量を決定していませんか？

基本原則

腎機能障害時は個々の抗菌薬により投与量は異なってくる（表1）．投与量の調節が必要ないもの，血中濃度を測定することが望ましいものなどは記憶すべきである

❶ 初回投与量は腎機能障害の程度にかかわらず通常量を投与する．これは，急性期に十分な抗菌薬を投与する必要性と体内に十分に"満たす"必要からである．

❷ 腎機能障害時の投与方法は大きく分けて，
　●1 回投与量の調整はせず，ある間隔を置いて投与する方法，
　●1 回量の調整をする方法
　と 2 通りある．

❸ 実際に腎機能障害をクレアチニンクリアランスなどで測定できていればよいが，初診時などは不明なことも多い．そこで，以下に示す Cockcroft の式を用い腎機能障害を推定し投与量の調整をする．
男性：{Wt(kg)×(150－age)}/{72×クレアチニン(mg/dl)}

女性は上記の値に 0.85 を掛けクリアランス値とする．
　この式は安定した腎機能障害の患者に対して用いられるものであり，無尿や乏尿の患者は糸球体濾過率（GFR）にして 10 ml/分以下として投与する．

❹ 高齢者は血中クレアチニンが低値を示しやすく過剰投与になりやすい傾向がある．

❺ 妊婦は GFR が亢進している症例が多く，投与量が少なくなりがちである．

❻ 肥満者は理想体重から投与量を調整する．

　肥満者（標準体重よりも 20％以上体重が重い人）の場合は投薬量を決めるための体重の換算式を用いる．

　投薬量決定のための体重＝理想体重＋0.4×(体重－理想体重)

　ただし，感覚的には投与量は"多め"が無難である．

❼ 以下の薬剤は基本的に腎機能障害時の投与量の調節は必要ない．
　セフトリアキソン（CTRX），アジスロマイシン（AZM），
　クリンダマイシン（CLDM），テトラサイクリン系，
　アンホテリシン B（AMPH-B）

❽ 血中濃度を測定し適切な量を調節して投与する薬剤もある．
　バンコマイシン（VCM），アミノグリコシド系など

参考図書
 1. Gorbach SL, Bartlett JG, Blacklow NR：Infectious Diseases, 2nd ed. Saunders, 1998
 2. Bartlett JG：2004 Book of Infectious Disease Therapy（Pocket edition）. Lippincott Williams & Willkins, 2005
 3. Gilbert DN, Moellering RC Jr., Eliopoulos GM, Sande MA：The Sanford Guide To Antimicrobial Therapy 2004, 34th ed, 2004

　表 1 の腎機能障害時の投与量は上記文献を参考に本邦の投与量を加味し改変した．

●表1　腎機能障害時の抗菌薬投与量（文献1〜3から改変）

抗菌薬名	腎機能正常時の投与量	Ccr＞50 ml/分	10＜Ccr＜50 ml/分	Ccr＜10 ml/分
ペニシリンG（PCG）	200万〜400万単位/回を4〜6時間毎	通常量	通常量の75〜100%	通常量の50%
アンピシリン（ABPC）	1.0〜2.0 g/回を4〜6時間毎	通常量	1〜2 g/回を8時間毎	1〜2 g/回を12時間毎
アンピシリン/スルバクタム（ABPC/SBT）	1.5 g/回を6〜8時間毎	1.5 g/回を6〜8時間毎	1.5 g/回を8時間毎	1.5 g/回を12時間毎
ピペラシリン（PIPC）	2.0 g/回を4〜6時間毎	通常量	2.0 g/回を8時間毎	2.0 g/回を12時間毎
セファゾリン（CEZ）	1.0〜2.0 g/回を8時間毎	通常量	1.0〜2.0 g/回を8〜12時間毎	0.5〜1.0 gを24時間毎
セフォチアム（CTM）	1.0〜2.0 g/回を8〜12時間毎	1.0〜2.0 g/回を8〜12時間毎	1.0〜2.0 g/回を12〜24時間毎	1.0〜2.0 g/回を48時間毎
セフメタゾール（CMZ）	1.0〜2.0 g/回を8〜12時間毎	1.0〜2.0 g/回を8〜12時間毎	1.0〜2.0 g/回を12〜24時間毎	1.0〜2.0 g/回を24時間毎
セフタジジム（CAZ）	1.0〜2.0 g/回を8〜12時間毎	通常量	1.0 g/回を12〜24時間毎	1.0 g/回を48時間毎
セフォタキシム（CTX）	1.0〜2.0 g/回を6〜8時間毎	通常量	1.0〜2.0 g/回を8〜12時間毎	1.0〜2.0 g/回を12〜24時間毎
セフトリアキソン（CTRX）	1.0〜2.0 g/回を12〜24時間毎	通常量	通常量	通常量
セフェピム（CFPM）	1.0〜2.0 g/回を8〜12時間毎	通常量	1.0 g/回を24時間毎	0.5 g/回を24時間毎
アズトレオナム（AZT）	1.0〜2.0 g/回を6〜8時間毎	1.0 g/回を8時間毎	1.0 g/回を8〜12時間毎	1.0 g/回を24時間毎
メロペネム（MEPM）	0.5〜1.0 g/回を6〜12時間毎	0.5 g/回を6〜8時間毎	0.5 g/回を12時間毎	0.5 g/回を24時間毎
ゲンタマイシン（GM）	3〜5 mg/kg/日（欧米での投与量）	60〜90%	30〜70%	50%を48時間毎

血液透析	腹膜透析	注意事項
Ccr<10 ml/分と同様の投与量を透析後	Ccr<10 ml/分と同様の投与量	K：17 mEq/100万単位に相当する．末期腎不全では600万単位/日までが上限
Ccr<10 ml/分の投与量を透析後1回投与	Ccr<10 ml/分の投与量	
Ccr<10 ml/分の投与量	通常量	
Ccr<10 ml/分と同様の投与量＋1.0 gを透析後	Ccr<10 ml/分と同様の投与量	Na：1.9 mEq/gに相当する
1.0 gを透析後に投与	0.5 g/回を12時間毎または1.0 gを24時間毎	
1.0 gを透析後	1.0 g/日	
1.0 gを透析後	1.0 g/日	
1.0 gを透析後	0.5 g/日	
1.0 g/日＋1.0 gを透析後	1.0〜2.0 g/日	末期腎不全では代謝産物も抗菌活性を有するため，適宜減量が必要
通常量	通常量	
1.0 gを透析後	1.0〜2.0 g/回を48時間毎	
0.5〜1.0 gを透析後	0.5 g/日	
0.5 g/回を透析後＋0.5 gを24時間毎	0.5 g/日	
1.0 mg/kg/回を透析後	透析前に初回1.0〜1.7 mg/kg投与．3 mg/l（透析液）は喪失する	欧米での通常投与量は1日1回法で5 mg/kg/日．本邦では腎機能障害時には投与されないことが多い．血中濃度のモニタリングを必ず行う．

●表1 腎機能障害時の抗菌薬投与量（続き）

抗菌薬名	腎機能正常時の投与量	Ccr＞50 ml/分	10＜Ccr＜50 ml/分	Ccr＜10 ml/分
アミカシン（AMK）	10〜15 mg/kg/日（欧米での投与量）	60〜90%	30〜70%	50%を48時間毎
レボフロキサシン（LVFX）	300〜500 mg/日	通常量	200〜250 mg/日を24時間毎	200〜250 mg/日を48時間毎
シプロフロキサシン（CPFX）	200〜300 mg/回を12時間毎	通常量	400 mg/回を18時間毎	400 mg/回を24時間毎
エリスロマイシン（EM）	500 mg/回を6〜8時間毎	通常量	通常量	通常量
クラリスロマイシン（CAM）	200 mg/回を12時間毎	通常量	通常量	200 mgを24時間毎
アジスロマイシン（AZM）	500 mg/日	通常量	通常量	通常量
クリンダマイシン（CLDM）	600 mg/回を8〜12時間毎	通常量	通常量	通常量
ミノサイクリン（MINO）	200 mg/日・分2	通常量	通常量	通常量もしくは若干の減量
バンコマイシン（VCM）	0.5〜1.0 g/回を12時間毎	1.0 g/回を24時間毎	1.0 g/回を3〜10日に1回	1.0 g/回を5〜10日に1回
ST合剤（SMX/TMP）	TMP 換算で320 mg/日（4錠分2）	通常量	50%	投与を避ける
メトロニダゾール	500〜2,000 mg/日	通常量	通常量	通常量

血液透析	腹膜透析	注意事項
3.0 mg/kg/回を透析後	透析前に初回 3 mg/kg 投与 10〜20 mg/l（透析液）	血中濃度モニタリング参考値：血中最低濃度（トラフ値）がゲンタマイシン＜0.5μg/ml，アミカシン＜5μg/ml とする
初回 300〜500 mg 投与し以後 200〜250 mg 48 時間毎	初回 300〜500 mg 投与し以後 200〜250 mg 48 時間毎	
250〜500 mg/回を透析後	250〜500 mg/日	
通常量	通常量	肝代謝のため投与量の調節は不要
200 mg を 24 時間毎透析後	データなし	
通常量	通常量	
通常量	通常量	肝代謝のため投与量の調節は不要
通常量	通常量	
1.0 g/回/週	0.5〜1.0 g/回/週	肝代謝のため投与量の調節は不要
トリメトプリム換算で 4〜5 mg/kg/回を透析後	トリメトプリム換算で 160 mg/回を 48 時間毎	
通常量	通常量	肝代謝のため投与量の調節は不要

細菌名索引（欧文）

A A群溶連菌（Group A Streptococcus） 41, 46
A群β溶連菌 157〜160
A，B群β溶連菌 150, 153, 156, 161, 164
A，B，G群β溶連菌 160, 162
Acinetobacter sp. 42, 44, **73**, 130, 141, 148
Aspergillus sp. **85**, 122〜124, 166
　Aspergillus flavus **82**
　Aspergillus fumigatus（アスペルギルス） **82**, 166
　Aspergillus niger **82**
α-*Streptococcus* 5, 8, 37

B B群β溶連菌 155
Bacillus 35
　Bacillus cereus 39
Bacteroides sp. 41, 120, 140, 141, 151
　Bacteroides fragilis（バクテロイデス） **79**, 149, 152, 153, 155, 161, 162, 164〜166
BLNAR（βラクタマーゼ非産生性アンピシリン耐性インフルエンザ菌） **67**
Borrelia burgdorferi（ライム病） **74**
Branhamella catarrhalis **63**
Burkholderia cepacia 120

C *Campylobacter* sp.（カンピロバクター） 19, **78**
　Campylobacter coli（カンピロバクター） 39, **78**
　Campylobacter fetus **78**
　Campylobacter jejuni（カンピロバクター） 3, 39, **78**
Candida sp. 35, 38, 41, 44, 122, 124, 126, 130, 149, 154, 165, 166
　Candida albicans **83**, **85**, 123, 163
　Candida glabrata **84**, **85**, 123
　Candida krusei **84**, **85**, 123
　Candida lusitaniae **85**
　Candida parapsilosis **85**
　Candida tropicalis **85**
Chlamydia 36, 113, 114, 117
　Chlamydophila pneumoniae（クラミジア） 3, 23, **76**, 139
　Chlamydophila psittaci（オウム病クラミジア） 3, **76**, 139
　Chlamydia trachomatis **76**, 113, 155
Citrobacter sp. 66, 107
　Citrobacter freundii（シトロバクター） **71**, 130
Clostridium sp. **61**, 120,

C	151〜153, 161, 164, 166		菌） 54, **58**, 143, 149, 152, 153, 161〜163, 165, 166, 180

C　151〜153, 161, 164, 166
　　Clostridium botulinum
　　　61
　　Clostridium difficile　39,
　　　61
　　Clostridium perfringens
　　　61
　　Clostridium tetani　**61**
　　Corynebacterium sp.　95,
　　　157
　　　Corynebacterium diphtheriae（ジフテリア）　24,
　　　　60
　　Cryptococcus sp.　**85**, 122,
　　　124, 126
　　　Cryptococcus neoformans
　　　　147

E　*Entamoeba histolytica*（赤痢アメーバ）　152
　　Entereococcus sp.（腸球菌）
　　　38
　　　Enterobacter aerogenes（エンテロバクター）　36,
　　　　67
　　　Enterobacter cloacae　**67**,
　　　　143, 145, 147, 152, 153,
　　　　161〜163, 165, 166
　　　Enterobacter sp.38, 41, 42,
　　　　66, 103, 106, 107, 141
　　Enterococcus sp.　3, 17, 38,
　　　41, 44, 94, 102, 108, 109,
　　　151, 154〜156
　　　Enterococcus faecalis（腸球

　　　　菌） 54, **58**, 143, 149,
　　　　152, 153, 161〜163,
　　　　165, 166, 180
　　　Enterococcus faecium（腸球
　　　　菌） 6, 54, **58**, 152,
　　　　165, 166
　　Enterohaemorrhagic *E. coli*
　　　（EHEC：腸管出血性大腸
　　　菌） **64**
　　Enteroinvasive *E. coli*
　　　（EIEC：腸管侵襲性大腸
　　　菌） **64**
　　Enteropathogenic *E. coli*
　　　（EPEC：病原性大腸菌）
　　　64
　　Enterotoxigenic *E. coli*
　　　（ETEC：毒素原性大腸
　　　菌） **64**
　　Escherichia coli（大腸菌）
　　　3, 17, 25, 37, 38, 39, 41,
　　　44, **64**, 95, 104, 130, 142,
　　　143, 148, 151〜157, 161〜
　　　166
　　E. coli O-157　64

F　*Fusarium*　126
　　Fusobacterium sp.　36, 41,
　　　140, 141, 149, 158

G　GISA（glycopeptide-intermediate *Staphylococcus aureus*） **58**
　　Group A *Streptococcus*（A群
　　　溶連菌）　41, 46

199

H *Haemophilus influenzae*（インフルエンザ菌） 3〜5, 18, 26, 36, 41, 42, 66, 95, 138, 140, 146, 148, 156, 159, 160

Helicobacter pylori（ヘリコバクター ピロリ） **77**

K *Klebsiella* sp. 17, 41

Klebsiella oxytoca 41, **65**

Klebsiella pneumoniae（肺炎桿菌：クレブシェラ） 3, 5, 26, 36, 38, 41, 42, 44, **65**, 66, 95, 104, 130, 138, 141〜148, 151〜157, 161〜166

L *Legionella* 36, 113, 114, 117

Legionella pneumophila（レジオネラ） 3, 5, 23, **76**, 139

Leptospira interrogans（レプトスピラ症） **74**

Listeria monocytogenes（リステリア） 4, 17, 42, **62**, 95, 102, 147, 180

M *Moraxella catarrhalis*（モラキセラ カタラーリス） 17, 25, **63**, 95, 159, 160

MRSA（メチシリン耐性黄色ブドウ球菌） 17, 36, 38, 39, 40〜42, 44, **57**, 109, 141, 143, 145, 146, 148, 156, 157, 162, 163, 165, 166

MRSE（メチシリン耐性表皮ブドウ球菌） 42, 148, 163, 165, 166

MSSA（メチシリン感受性黄色ブドウ球菌） 104, 156

Mycobacterium sp.（結核菌, 非定型抗酸菌） 23

Mycobacterium avium complex（非定型抗酸菌の一種, いわゆる MAC） 81

Mycobacterium kansasii（非定型抗酸菌の一種） **80**

Mycobacterium leprae（ハンセン病菌） **80**

Mycobacterium tuberculosis（結核菌） **80**, 113, 147, 181

Mycoplasma 113, 114, 117

Mycoplasma pneumoniae（マイコプラズマ） 3, 5, 23, 36, **75**, 113, 114, 117, 139

N *Neisseria* sp. 5, 37, 95

Neisseria catarrhalis **63**

Neisseria gonorrhoeae（淋菌） 6, 17, 25, 37, **62**, 113, 155, 157

Neisseria meningitidis（髄

膜炎菌） 32, 42, **62**

P　*Pasteurella multocida*（パスツレラ） **73**
　　penicillin sensitive *Streptococcus pneumoniae*（PSSP） 6
　　Peptococcus sp. 41, 161, 162
　　Peptostreptcoccus sp. 36, 41, 140, 141, 148, 152, 158, 161, 162
　　PISP，PRSP（ペニシリン耐性肺炎球菌） 4, **55**, 146
　　Pneumococcus（*Streptococcus pneumoniae*） 95
　　Prevotella 36, 140, 149, 158
　　Proteus sp. 161
　　　Proteus mirabilis（プロテウス） 17, 38, 41, **68**, 95, 142, 151, 153, 164, 166
　　　Proteus vulgaris（プロテウス） 38, **68**, 143
　　PRSP（ペニシリン耐性肺炎球菌） 55, 101, 118, 138, 140
　　Pseudomonas sp. 17
　　　Pseudomonas aeruginosa（緑膿菌） 36, 38, 41, 42, 44, **71**, 95, 103, 106, 108, 109, 111, 112, 130, 141, 143, 145, 148, 154, 156, 161〜163, 165, 166
　　　Pseudomonas cepacia 109

P　*Pseudomonas maltophilia* 74
　　PSSP（penicillin sensitive *Streptococcus pneumoniae*） 6

S　*Salmonella enteritidis*（サルモネラ菌） 39, **69**
　　Salmonella paratyphi（パラチフス菌） 39, **69**
　　Salmonella typhimurium（サルモネラ菌） 39, **69**
　　Salmonella typhi（腸チフス菌） 39, **69**
　　Serratia sp. 103, 106, 107, 141
　　　Serratia marcescens（セラチア：霊菌） 36, 38, 42, 44, **70**, 130, 143, 147, 165, 166
　　Shigella sp. 39
　　　Shigella dysenteriae（赤痢菌） **69**
　　Spirochaetes（スピロヘータ：らせん状桿菌） **74**
　　Staphylococcus aureus（黄色ブドウ球菌） 3, 4, 17, 23, 35, 36, 39〜42, 44, **56**, 94, 104, 130, 138, 146, 148, 150, 154, 156, 157, 159, 160〜162, 164, 166, 181
　　Staphylococcus epidermidis（表皮ブドウ球菌） 5,

S　17, 35, 41, 43, 44, 130, 154
Stenotrophomonas maltophilia（ステノトロフォモナスマルトフィリア）　17, **74**, 95, 109, 120
　Streptococcus sp.　17, 24, **53**, 94, 101, 104, 140
　　Streptococcus agalactiae　**54**
　　Streptococcus bovis　**54**
　　Streptococcus equines　**54**
　　Streptococcus equisimilis　**54**
　　Streptococcus milleri　41, **54**
　　Streptococcus mitis　**54**
　　Streptococcus mutans　**54**
　　Streptococcus pneumoniae（肺炎球菌）　3〜5, 17, 24, 36, 41, 42, **54**, 138, 140, 146, 148, 150, 153, 157, 159, 160, 164
　　Streptococcus pyogenes（化膿性連鎖球菌）　**54**
　　Streptococcus salivarius　**54**
　　Streptococcus sanguis　**54**
　　Streptococcus viridans（緑色連鎖球菌）　**54**, 148, 149

T　*Treponema pallidum*（梅毒）　**74**
　Trichosporon　126

V　Vancomycin-intermediate *Staphylococcus aureus*（VISA）　**58**
　Vibrio cholerae（コレラ菌）　39, **72**
　Vibrio parahaemolyticus（腸炎ビブリオ）　39, **72**
　Vibrio vulnificus　162
　viridans group *Streptococcus*　**53**
　VRE（バンコマイシン耐性腸球菌）　6, 58, **59**, 109, 121
　VRSA（バンコマイシン耐性黄色ブドウ球菌）　**58**

Y　*Yersinia enterocolitica*（エルシニア）　39, **70**
　Yersinia pestis（ペスト菌）　**70**

（和文）

あ アシネトバクター（*Acinetobacter* sp.） 42, 44, **73**, 130, 141, 148
アスペルギルス（*Aspergillus fumigatus*） **82**, 166
アスペルギルス（*Aspergillus* sp.） **85**, 122〜124, 126, 166
インフルエンザ菌（*Haemophilus influenzae*） 3〜5, 18, 26, 36, 41, 42, 66, 95, 138, 140, 146, 148, 156, 159, 160
エルシニア（*Yersinia enterocolitica*） 39, **70**
エンテロバクター（*Enterobacter aerogenes*） 36, **67**
エンテロバクター（*Enterobacter* sp.） 38, 41, 42, 66, 103, 106, 107
黄色ブドウ球菌（*Staphylococcus aureus*） 3, 4, 17, 23, 35, 36, 39, 41, 42, 44, **56**, 94, 104, 130, 138, 146, 148, 150, 154, 156, 157, 159, 160, 164, 166, 181

か 化膿性連鎖球菌（*Streptococcus pyogenes*） **54**
カンジダ（*Candida* sp.） 35, 38, 41, 44, 122, 124, 126, 130, 149, 154, 165, 166

か カンジダ（*Candida albicans*） **83**, 85, 123, 163
カンピロバクター（*Campylobacter* sp.） 19, **78**
カンピロバクター（*Campylobacter coli*） 39, **78**
カンピロバクター（*Campylobacter jejuni*） 3, 39, **78**
クラミジア 36, 113, 114, 117
クラミジア（*Chlamydophila pneumoniae*） 3, 23, 76, 139
クリプトコッカス（*Cryptococcus* sp.） **85**, 122, 124
クレブシェラ：肺炎桿菌（*Klebsiella pneumoniae*） 3, 5, 26, 36, 38, 42, 44, **65**, **66**, 95, 104, 130, 138, 141〜143, 146〜148, 151, 153〜157, 161〜166
クロストリディウム（*Clostridium* sp.） 61, 120, 151〜153, 161, 164, 166
結核菌（*Mycobacterium tuberculosis*） **80**, 113, 181
結核菌，非定型抗酸菌（*Mycobacterium* sp.） 23
コレラ菌（*Vibrio cholerae*） 39, **72**

さ サルモネラ菌（*Salmonella typhimurium*） 39, **69**

さ サルモネラ菌（*Salmonella enteritidis*） 39, **69**

シトロバクター（*Citrobacter* sp.） 66, 107

シトロバクター（*Citrobacter freundii*） **71**, 130

ジフテリア（*Corynebacterium diphtheriae*） 24, **60**

髄膜炎菌（*Neisseria meningitidis*） 32, 42, **62**

ステノトロフォモナス マルトフィリア（*Stenotrophomonas maltophilia*） 17, **74**, 95, 109, 120

スピロヘータ：らせん状桿菌（*Spirochaetes*） **74**

赤痢アメーバ（*Entamoeba histolytica*） 41, 152

赤痢菌（*Shigella* sp.） 39

赤痢菌（*Shigella dysenteriae*） **69**

セラチア（*Serratia* sp.） 103, 106, 107, 141

セラチア：霊菌（*Serratia marcescens*） 36, 38, 42, 44, **70**, 130, 143, 147, 165, 166

た 大腸菌（*Escherichia coli*） 3, 17, 25, 37, 38, 39, 41, 44, **64**, 95, 104, 130, 142, 143, 148, 151〜157, 161〜166

腸炎ビブリオ（*Vibrio parahaemolyticus*） 39, **72**

腸管出血性大腸菌（*Enterohaemorrhagic E. coli*：EHEC） **64**

腸管侵襲性大腸菌（*Enteroinvasive E. coli*：EIEC） **64**

腸球菌（*Enterococcus faecalis*） 54, **58**, 143, 149, 152, 153, 161〜163, 165, 180

腸球菌（*Enterococcus faecium*） 6, 54, **58**, 152, 165, 166

腸球菌（*Enterococcus* sp.） 17, 38, 41, 44, 94, 102, 108, 109, 151, 154〜156

腸チフス菌（*Salmonella typhi*） 39, **69**

伝染性単核球症（EBウイルス） 157, 184

毒素原性大腸菌（Enterotoxigenic *E. coli*：ETEC） **64**

は 肺炎桿菌：クレブシェラ（*Klebsiella pneumoniae*） 3, 5, 26, 36, 38, 42, 44, **65**, **66**, 95, 104, 130, 138, 141〜143, 146〜148, 151, 153〜157, 161〜166

肺炎球菌 106

肺炎球菌, PRSP（*Streptococcus pneumoniae*） 138, 146

204

は 肺炎球菌（*Streptococcus pneumoniae*）3〜5, 17, 24, 36, 41, 42, **54**, 138, 140, 146, 148, 150, 153, 157, 159, 160, 164
肺炎球菌（ペニシリン耐性菌も含む）105
肺炎クラミジア（*Chlamydophila pneumoniae*）3, **76**
梅毒（*Treponema pallidum*）**74**
バクテロイデス（*Bacteroides fragilis*）**79**, 149, 152, 153, 155, 161, 162, 164〜166
パスツレラ（*Pasteurella multocida*）**73**
パラチフス菌（*Salmonella paratyphi*）39, **69**
バンコマイシン耐性黄色ブドウ球菌（VRSA）**58**
バンコマイシン耐性腸球菌（VRE）6, 58, **59**, 109, 121
ハンセン病菌（*Mycobacterium leprae*）**80**
病原性大腸菌（Enteropathogenic *E. coli*：EPEC）**64**
病原性大腸菌, O-157を含む（*Escherichia coli*）39
表皮ブドウ球菌（*Staphylococcus epidermidis*）5, 17, 35, 41, 43, 44, 130, 154
プロテウス（*Proteus mirabilis*）17, 38, 41, **68**, 95, 142, 151, 153, 164, 166

は プロテウス（*Proteus vulgaris*）38, **68**, 143
ペスト菌（*Yersinia pestis*）**70**
ペニシリン耐性肺炎球菌（PISP, PRSP）4, **55**, 146
ペニシリン耐性肺炎球菌（PRSP）55, 101, 118, 138, 140
ヘリコバクター ピロリ（*Helicobacter pylori*）**77**

ま マイコプラズマ（*Mycoplasma pneumoniae*）3, 5, 23, 36, **75**, 113, 114, 117, 139
メチシリン感受性黄色ブドウ球菌（MSSA）104, 156
メチシリン耐性黄色ブドウ球菌（MRSA）17, 36, 38, 39, 40〜42, 44, **57**, 109, 141, 143, 145, 146, 148, 156, 157, 162, 163, 165
メチシリン耐性表皮ブドウ球菌（MRSE）42, 148, 163, 165, 166
モラキセラ カタラーリス（*Moraxella catarrhalis*）17, 25, **63**, 95, 159, 160

ら ライム病（*Borrelia burgdorferi*）**74**

ら　リステリア（*Listeria monocy-*
　　togenes）　4，17，42，**62**，
　　95，102，147，180
　　緑色連鎖球菌（*Streptococcus*
　　viridans）　**54**，148，149
　　緑膿菌（*Pseudomonas aerugi-*
　　nosa）　36，38，42，44，**71**，
　　95，103，106，108，109，
　　111，112，130，141，143，
　　148，154，156，161〜163，
　　165，166
　　淋菌（*Neisseria*）　95
　　淋菌（*Neisseria gonorrhoeae*）

ら　　6，17，25，37，**62**，113，
　　155，157
　　霊菌：セラチア（*Serratia*
　　marcescens）　36，38，42，
　　44
　　レジオネラ　36，113，114，
　　117
　　レジオネラ（*Legionella*
　　pneumophila）　3，5，23，
　　36，**76**，139
　　連鎖球菌（*Streptococcus* sp.）
　　17，24，**53**，94，101，104，
　　140

抗菌薬名索引（欧文）

A ABK（アルベカシン）57, 93, **112**
ABPC/SBT（アンピシリン/スルバクタム）57, 91, **102**, 138, 140, 141, 151, 154, 155, 158～161
ABPC（アンピシリン）4, 6, 59, 91, **102**, 139, 143, 145, 147, 149～151, 158, 163
ACV（アシクロビル）**128**
AMK（アミカシン）93, **112**
AMPC（アモキシシリン）55, 91
AMPC/CVA（オーグメンチン）91
AMPH-B（アンホテリシンB）85, 94, 111, **122**, 150, 164, 166
AZM（アジスロマイシン）93, 114, **116**, 139, 159, 160
AZT（アズトレオナム）92, **109**, 141, 152, 154, 164

C CAM（クラリスロマイシン）93, 114, **115**, 139, 159, 160
CAZ（セフタジジム）92, **106**, 141～143, 146, 148, 153, 154, 164～166
CCL（セファクロル）91
CDTR（セフジトレン）92

C CDX（セファドロキシル）91
CER（セファロリジン）91
CEX（セファレキシン）91
CEZ（セファゾリン）57, 91, **104**, 144, 151, 156, 157, 161, 162, 164
CFDN（セフジニル）92
CFIX（セフィキシム）92
CFPM（セフェピム）92, **108**, 141～143, 146, 148, 162, 165, 166
CFPN（セフカペン）92
CLDM（クリンダマイシン）57, 93, **116**, 140～142, 151, 152, 154～156, 158, 161～163
Clofazimine 81
Cloxacillin（クロキサシリン）57
CMD（セファマンドール）92
CMZ（セフメタゾール）92, **105**, 140, 141, 151, 154, 155, 158, 161
CPDX-PR（セフポドキシム）92
CPFX（シプロフロキサシン）93, **113**, 142, 145, 152, 156
CPR（セフピロム）92, **108**
CPZ（セフォペラゾン）92
CPZ/SBT（セフォペラゾン+スルバクタム）92,

207

C **107**
CTM（セフォチアム）92, **104**, 138, 142, 157, 159, 160
CTRX（セフトリアキソン）4, 55, 92, **107**, 139, 140, 143, 144, 146, 149～151, 153, 155～159, 160, 163
CTX（セフォタキシム）4, 55, 92, **106**, 139～144, 146, 149, 151～156, 159, 162, 163, 165
CXM（セフロキシム）92, **105**
CZOP（セフォゾプラン）92
CZX（セフチゾキシム）92

D Dapsone 81
DOXY（ドキシサイクリン）93, **117**, 139

E EB（エタンブトール）81, **127**, 147
EM（エリスロマイシン）93, **114**, 115, 139
EM：点滴静注（エリスロマイシン）141

F 5-FC（フルシトシン）96, **125**, 126
FLCZ（フルコナゾール）85, 94, **123**, 147, 154
FMOX（フロモキセフ）92
FRPM（ファロペネム）93

G G-CSF 167
GFLX（ガチフロキサシン）

G 93
GM（ゲンタマイシン）6, 57, 93, **111**, 142～145, 147, 150～157, 164, 165

I INH（イソニアジド）81, **127**, 147
IPM/CS（イミペネム/シラスタチン）8, 92, **110**, 142
ISP（イセパマイシン）93
ITCZ（イトラコナゾール）94, **123**

K KM（カナマイシン）93

L Linezolid (Zyvox) 59
LMOX（ラタモキセフ）92
LVFX（レボフロキサシン）55, 93, **113**, 139, 142, 144, 145, 155, 156, 159～161

M MCFG（ミカファンギン）85, 94, **126**, 154, 164～166
MEPM（メロペネム）93, **110**, 142, 149, 154, 162, 165, 166
MINO（ミノサイクリン）94, **117**, 139, 155

O OFLX（オフロキサシン）93

P PAPM/BP（パニペネム・ベタミプロン）93
PCG（ペニシリンG）6, 8, 91, **101**, 139, 150, 158,

P 161, 163
PIPC(ピペラシリン) 8, 91, **103**, 143, 154
PIPC/TAZ(ピペラシリン/タゾバクタム) 91, **103**, 141, 151〜154, 162
PZA(ピラジナマイド) 81, **128**, 147

Q Quinupristin/dalfopristin(Synercid) 59

R RFP(リファンピシン) 57, 60, 81, **127**, 144, 147〜149, 156

S SM(ストレプトマイシン) 81, **127**, 147
SPFX(スパルフロキサシン) 93
ST合剤(SMX/TMP) 7, 57, 74, 94, **119**, 144, 148, 149, 156
Synercid(Quinupristin/dalfopristin) 59

T TEIC:Teicoplanin(テイコプラニン) 57, 59, 94
TEL(テリスロマイシン) 55, 93, **118**, 139, 159, 160
TFLX(トスフロキサシン) 93
TMP/SMX〔ST(スルファメトキサゾール/トリメトプリム)合剤〕 7, 57, 74, 94, **119**, 144, 148, 158
TOB(トブラマイシン) 93, **111**, 143, 148, 154, 165, 166

V VCM(バンコマイシン) 4, 6, 55, 57, 94, 111, **118**, 142〜144, 146, 148, 149, 151, 154, 156, 157, 162〜166
VRCZ(ボリコナゾール) 94, **124**
VRE(バンコマイシン耐性腸球菌) 6

Z Zyvox(Linezolid) 59

209

（和文）

あ アイロタイシン 93
アザクタム 92, **109**
アシクリル 128
アシクロビル（ACV） 128
アジスロマイシン（AZM） 93, 114, **116**, 139, 159, 160
アズトレオナム（AZT） 92, **109**, 141, 152, 154, 164
アマンタジン（シンメトレル） 129
アミカシン（AMK） 93, **112**
アミカマイシン 93
アモキシシリン（AMPC） 55, 91
アルベカシン（ABK） 57, 93, **112**
アンコチル 94, **125**
アンピシリン（ABPC） 4, 6, 59, 91, **102**, 139, 143, 145, 147, 149〜151, 158, 163
アンピシリン/スルバクタム（ABPC/SBT） 57, 91, **102**, 138, 140, 141, 151, 154, 155, 158〜161
アンホテリシン B（AMPH-B） 85, 94, 111, **122**, 150, 164, 166
イスコチン 127
イセパマイシン（ISP） 93
イソニアジド（INH） 81, **127**, 147

あ イトラコナゾール（ITCZ） 94, **123**
イトリゾール 94, **123**
イミペネム・シラスタチン（IPM/CS） 8, 92, **110**, 142
エクサシン 93
エサンブトール **127**
エタンブトール（EB） 82, **127**, 147
エブトール **127**
エポセリン 92
エリスロシン 93, **115**
エリスロマイシン（EM） 93, 114, **115**, 139
エリスロマイシン：点滴静注（EM） 141
オーグメンチン（AMPC/CVA） 91
オーグメンチン S 91
オゼックス 93
オセルタミビル **129**
オーツカCEZ注−MC 91
オフロキサシン（OFLX） 93
オラセフ 92, **105**

か ガチフロキサシン（GFLX） 93
カナマイシン（KM） 93
カルバペネム 55, 57
カルベニン 93
クラビット 93, **113**
クラフォラン 92, **106**

210

か クラリシッド　93, **115**
クラリス　**115**
クラリスロマイシン（CAM）　93, 114, **115**, 139, 159, 160
クリンダマイシン（CLDM）　57, 93, **116**, 140～142, 151, 152, 154～156, 158, 161～163
クロキサシリン（Cloxacillin）　57
ケイテン　92, **108**
ケテック　93, **118**
ケフドール　92
ケフラール　91
ケフレックス　91
ケフロジン　91
ゲンタシン　93, **111**
ゲンタマイシン（GM）　6, 57, 93, **111**, 142～144, 145, 147, 150～157, 164, 165

さ サイクロスポリン　111
サイボックス　121
サワシリン　91
シオマリン　92
シスプラチン　111
ジスロマック　93, **116**
シナシッド　121
ジナセフ　92
ジフルカン　94, **123**
シプロキサン　93, **113**
シプロフロキサシン（CPFX）　93, **113**, 142, 145, 152, 156
シンメトレル（アマンタジン）　129

さ ストレプトマイシン（SM）　81, **127**, 147
スパラ　93
スパルフロキサシン（SPFX）　93
スルペラゾン　92, **107**
セドラール　91
セファクロル（CCL）　91
セファゾリン（CEZ）　57, 91, **104**, 144, 151, 156, 157, 161, 162, 164
セファドロキシル（CDX）　91
セファマンドール（CMD）　92
セファメジン α　91, **104**
セファレキシン（CEX）　91
セファロリジン（CER）　91
セフィキシム（CFIX）　92
セフェピム（CFPM）　92, **108**, 141～143, 146, 148, 162, 165, 166
セフォゾプラン（CZOP）　92
セフォタキシム（CTX）　4, 55, 92, **106**, 139～144, 146, 149, 151～156, 159, 162, 163, 165
セフォタックス　92, **106**
セフォチアム（CTM）　5, 92, **104**, 138, 142, 157, 159, 160
セフォビット　92
セフォペラゾン（CPZ）　92
セフォペラゾン+スルバクタム（CPZ/SBT）　92, **107**
セフカペン（CFPN）　92
セフジトレン（CDTR）　92

211

さ セフジニル（CFDN）92
セフスパン 92
セフゾン 92
セフタジジム（CAZ）92, **106**, 141〜143, 146, 148, 153, 154, 164〜166
セフチゾキシム（CZX）92
セフトリアキソン（CTRX）4, 55, 92, **107**, 139, 140, 143, 144, 146, 149, 150, 151, 153, 155〜160, 163
セフピロム（CPR）92, **108**
セフポドキシム（CPDX-PR）92
セフメタゾール（CMZ）92, **105**, 140, 141, 151, 154, 155, 158, 161
セフメタゾン 92, **105**
セフロキシム（CXM）92, **105**
ゾビラックス **128**

た タゴシット 94
タゾシン 91, **103**
タミフル **129**
ダラシン 93, **116**
タリビット 93
ダルフォプリスチン/キヌプリスチン 121
チエナム 92, **110**
テイコプラニン（TEIC）57, 59, 94
テリスロマイシン（TEL）55. 93, **118**, 139, 159, 160
ドキシサイクリン（DOXY）94, **117**, 139
トスキサシン 93
トスフロキサシン（TFLX）93

トブラシン 93, **111**
トブラマイシン（TOB）93, **111**, 143, 148, 154, 165, 166

は バクタ 94, **119**
バクトラミン 94, **119**
パセトシン 91
バナン 92
パニペネム・ベタミプロン（PAPM/BP）93
ハベカシン 93, **112**
バラシクロビル **128**
パルトレックス **128**
ハロスポア 92
バンコマイシン（VCM）4, 6, 55, 57, 94, 111, **118**, 142〜144, 146, 148, 149, 151, 154, 156, 157, 162〜166
パンスポリン 92, **104**
ビクリシン 91, **102**
ビクリン 93, **112**
ビクロックス **128**
ヒドラ 127
ヒドラジット 127
ビブラマイシン 93, **117**
ピペラシリン（PIPC）8, 91, **103**, 143, 154
ピペラシリン/タゾバクタム（PIPC/TAZ）91, **103**, 141, 151〜154, 162
ピラジナミド（PZA）81, **128**, 147
ピラマイド **128**
ファーストシン 92
ファンガード 94, **126**

は ファンギゾン 94, **122**
ファロペネム（FRPM） 93
ファロム 93
ブイフェンド 94, **124**
フラジール **120**
フルコナゾール（FLCZ）
85, 94, **123**, 147, 154
フルシトシン（5-FC） 95, **125**, 126
フルマリン 92
プロアクト 92
フロモキセフ（FMOX） 92
フロモックス 92
ペニシリン 55
ペニシリンG（PCG） 6, 8, 91, **101**, 139, 150, 158, 161, 163
ペントシリン 91, **103**
ボリコナゾール（VRCZ）
94, **124**

ま マキシピーム 92, **108**
ミカファンギン（MCFG）
85, 94, **126**, 154, 164〜166
ミノサイクリン（MINO）
94, **117**, 139, 155
ミノマイシン 94, **117**

ま メイアクト 92
メトロニダゾール 61, **120**, 149, 152
メロペネム（MEPM） 93, **110**, 142, 149, 154, 162, 165, 166
メロペン 93, **110**
モダシン 92, **106**

や ユナシン-S 91, **102**

ら ラタモキセフ（LMOX） 92
リネゾリド 57, **121**
リファジン **127**
リファンピシン（RFP） 57, 60, 81, **127**, 144, 147〜149, 156
リマクタン 127
硫酸アミカシン 93
硫酸ストレプトマイシン 127
レボフロキサシン（LVFX）
55, 93, **113**, 139, 142, 144, 145, 155, 156, 159〜161
ロセフィン 92, **107**

その他の索引（欧文）

1, 3-β-D-glucan　126
α 溶血　53
β 溶血　53
γ 溶血　53

B BCYE-α 培地　36, 76
Breath test　77

C CD toxin　39
CMV　10
Cockcroft の式　192
colonization（コロニー形成）　5, 37, 38, 44
contamination（コンタミネーション；汚染）　5, 32, 33, 34, 35, 41, 43, 44
CRP　8

E EB ウイルス（infectious mononucleosis：伝染性単核球症）　10, 157, 184
ESBL（Extended-spectrum β-lactamase）　65, 66

F fluorescein　71

G G6PD 欠損症　119
GFR（糸球体濾過率）　192

H HACEK group　32, 149
HIV　10
HSV（単純ヘルペス）　128
HUS（溶血性尿毒症症候群）　64, 69

L Lancefield　53

M M-form　83
MBC（minimal bactericidal concentration）　188
MIC（最小発育阻止濃度）　110, 188
MIC90　189

N normal flora（ノーマルフローラ：常在菌）　5

O O 抗原　64

P PAE（post antibiotic effect）　110, 112, 113, 130
parvobacteria　66, 73
PBP2'（penicillin binding protein 2'）　57
Pneumonia：肺炎　138
pontiac fever　76
post antibiotic effect（PAE）　110, 112, 113, 130
PPI（プロトンポンプ抑制剤）　78
pyocyanin　71

R red man 症候群　119, 174

S SBECD（スルホブチルエーテル β-シクロデキストリン）　124
Serotonin syndrome　121
SIRS（systemic

- S inflammatory response syndrome) 11
  SLE 10
  SSSS (*Staphylococcus* scalded skin syndrome) 57
  STD (性行為感染症) 113
  Stevens-Johnson 症候群 119

- T toxic shock syndrome 56, 57
  Travellar's diarrhea 120
  trough (トラフ) 濃度 111

- V V 因子 66

- V van A 58
  van A type 59
  van B type 59
  van E type 59
  verotoxin 64
  VZV (水痘・帯状疱疹ウイルス) 128

- W Waterhouse-Friderichsen syndrome 63

- X X 因子 66

- Y Y-form 83

(和文)

あ 亜急性感染性心内膜炎 8, 11, 54, 101, 149
亜急性甲状腺炎 10
亜急性髄膜炎 147
悪性関節リウマチ 10
悪性腫瘍 11
悪性リンパ腫 10, 11
アスペルギルス抗原 82
アスペルギローマ 82
アナフィラキシーショック 174
アミノグリコシド系抗菌薬 45
アメーバ性肝膿瘍 10, 152
アメーバ赤痢 10, 120
アレルギー 11
アレルギー性気管支肺アスペルギルス症 82, 185
アレルギー反応 174
胃悪性リンパ腫 78
胃液 45
胃癌 10
異型肺炎 139
胃十二指腸潰瘍 78
異染小体染色（ナイセル染色） 27
一次抗結核薬 81
咽頭周囲感染 158
咽頭粘液 46
院内肺炎 103, 106, 141
陰部ヘルペス 128
インフルエンザ 10
ウレアーゼテスト 77
エキノコッカス 10

あ 壊死性筋炎 162
壊死性筋膜炎 162
壊死性蜂窩織炎 162
嚥下性肺炎 140
エンテロトキシン（菌体外毒素） 56
オウム病 139

か 潰瘍性大腸炎 11
喀痰培養 35
ガス壊疽 61
脚気 11
ガフキー号数 81
顆粒球減少患者の発熱 103, 106
肝硬変症 11
肝細胞癌 10
カンジダ感染症 125
関節リウマチ 10
感染性心内膜炎 10, 101, 149, 150
感染性動脈瘤 69
肝膿瘍 151
偽膜性腸炎 61, 116
急性うっ血性心不全 10
急性感染性心内膜炎 57
急性心筋梗塞 10
急性膵炎 11
急性大動脈解離 10
急性腸炎 57
ギラン・バレー症候群 78
菌血症，脾摘後の 55
菌交代現象 7
銀染色 27

か 菌体外毒素（エンテロトキシン）　56
　クラミジア感染症　115
　グラム陰性桿菌（嫌気性菌）　5
　グラム陰性桿菌感染症　106
　クリプトコッカス髄膜炎　181
　クローン病　11
　劇症溶連菌感染　54, 117
　血液培養　31, 33
　結核　10, 11
　結核性心膜炎　185
　結核性髄膜炎　185
　血管炎　11
　血管内カテーテル感染　57, 130, 163, 179
　血球貪食症候群　10
　結節性多発性動脈炎　10
　結膜炎　55
　ケトライド系　118
　嫌気性菌（グラム陽性桿菌）　5
　嫌気ポーター　32, 40, 79
　コアグラーゼ陰性ブドウ球菌　35
　抗菌薬関連腸炎　61, 116
　膠原病　10
　抗酸菌（チールニールセン）染色　27
　甲状腺機能亢進症　10
　好中球減少者の発熱　3, 12, 110, 166
　高張食塩水　35
　喉頭蓋炎　158
　喉頭浮腫　159
　誤嚥性肺炎　102, 105, 117

か 黒死病（ペスト）　71
　骨髄異型性症候群　10
　骨髄炎　9, 57, 156
　骨発育障害　117
　骨盤腔内感染症　102, 103
　骨盤内感染　155
　コロニー形成（colonization）　5, 37, 38, 44
　コンタミネーション（contamination：汚染）　5, 32〜35, 41, 43, 44

さ 細菌性髄膜炎　3, 4, 12
　細菌性肺炎　138
　最小発育阻止濃度（MIC）　110
　サブロー培地　82, 83
　サルモネラ菌血症　106
　歯芽着色　117
　糸球体濾過率（GFR）　192
　視神経炎　127
　ジスルフィラム様作用　107
　市中肺炎　3, 102, 105, 106, 138
　重症院内性肺炎　108
　重症市中肺炎　140, 178
　重症真菌感染症　125
　重症肺炎　4
　上気道炎　54
　常在菌（normal flora：ノーマルフローラ）　5
　褥創感染　161
　腎盂腎炎　102, 105, 142
　腎細胞癌　10
　侵襲性アスペルギルス症　82, 122, 124
　腎膿瘍　142, 144

さ ──Pyelonephlitis に続発,併発した場合 144
　──*Staphylococcus aureus*（黄色ブドウ球菌）の敗血症に続発した場合 144
　深部膿瘍　10
　膵臓癌　10
　水痘　128
　髄膜炎　9, 42, 55, 57, 62, 95, 101, 102, 106, 146
　──, V-Pシャント術後　147
　──, 脳外科手術後　147
　──, 腰椎穿刺後　147
　スルホブチルエーテルβ-シクロデキストリン（SBECD）　124
　性行為感染症（STD）　113
　前立腺炎　113, 145
　創部感染　57
　側頭動脈炎　10

た　第一世代セフェム系　57
　帯状疱疹　128
　大動脈炎症候群（高安病）　10
　多剤耐性グラム陰性桿菌感染症　114
　単純ヘルペス（HSV）　128
　胆道系感染症　151
　チールニールセン（抗酸菌）染色　27, 80
　チトクロームP450　114, 124
　中耳炎　55, 102, 160
　中枢神経梅毒　101
　腸炎　9

た　腸チフス　106
　ツツガムシ病　10, 117
　テトラサイクリン系　7
　転移性腫瘍　10
　糖尿病性足壊疽感染　161
　トラフ（trough）濃度　111
　トリコモナス　120

な　内耳機能障害　128
　ナイセル染色（異染小体染色）　27
　二次抗結核薬　81
　ニューキノロン系　7, 57
　ニューモシスチス・カリニ肺炎　35, 119, 120, 184
　尿細管性アシドーシス　122
　尿培養　37
　尿路感染　103, 106
　尿路感染症　9
　ノイラミニダーゼ　129
　脳膿瘍　9, 148
　膿瘍　57
　ノーマルフローラ（normal flora：常在菌）　5
　ノカルジア感染　120

は　肺炎　55, 57
　肺炎球菌性肺炎　6, 101
　肺癌　10
　敗血症（sepsis）9, 11, 33, 57, 103, 108, 110, 164
　敗血症性関節炎　157
　敗血症性血栓性静脈炎　163
　敗血症性ショック　3, 12
　肺血栓塞栓症　10
　梅毒　75

は 播種性アスペルギルス症 122
播種性 MAC 感染症 115
破傷風 61
白血球減少者の発熱 178
白血病 10
ビタミン B_6 127
非定型抗酸菌 113
脾摘後の菌血症 55
皮膚筋炎 10
表在感染 83
貧血 11
副腎皮質ステロイド 184
副鼻腔炎 55, 102, 105, 159
腹部深部膿瘍 11
腹膜炎 152
——, 肝硬変, ネフローゼ症候群に伴う 152
——, 消化管穿孔など 153
腹膜透析患者の腹膜炎 3, 12, 154, 179
腹腔内感染症 102, 103, 105
不明熱 11, 33
プロトンポンプ抑制剤（PPI）78
ベーチェット病 10
ペスト（黒死病）71
ペニシリンやセフェムにアレルギーのある患者

は 108
ヘルペス脳炎 128
扁桃炎 157
扁桃周囲炎 102, 158
扁桃周囲膿瘍 158
扁桃腺炎 54, 101
蜂窩織炎 54, 57, 160
墨汁染色 27
ボツリヌス中毒 61

ま マイコプラズマ肺炎 115
マクロライド系 57
マラリア 10
無症候性細菌尿 38
メチレンブルー単染色 19
毛嚢炎 57

や 薬剤熱 11
癰 57
溶血性尿毒症症候群（HUS）64, 69
溶連菌感染 101

ら ライム病 10, 75
ランブル鞭毛虫 120
リウマチ熱 54
レジオネラ肺炎 115
レプトスピラ症 74, 75
ロールプレート法 31, 43

わ ワイル病 10, 75

■監修者略歴
古川　恵一（ふるかわ　けいいち）

1978 年	新潟大学医学部卒業
1978～1979 年	新潟市民病院内科研修医
1979～1986 年	虎の門病院内科レジデント
1986～1988 年	カリフォルニア大学サンフランシスコ校一般内科，感染症科フェロー

帰国後，聖隷三方原病院総合診療内科ホスピス，ライフプランニングセンター，茅ヶ崎徳洲会総合病院感染症科部長を経て，

1994～1996 年	ベスイスラエル病院感染症科フェロー
1996 年～	聖路加国際病院内科感染症科医長
	東京大学医学部感染症内科講師兼任

監修・著書：「抗生物質治療マニュアル 第 2 版」（共著，メディカル・サイエンス・インターナショナル，1994），「MRSA・肝炎ウイルス必携 増補改訂版」（共著，日本プランニングセンター，1996），「海外旅行の感染症から身を守る本」（監修，双葉社，2003）

■著者略歴
西原　崇創（にしはら　しゅうぞう）

1996 年	日本大学医学部卒
1996～2001 年	聖路加国際病院内科レジデント・チーフレジデント
2001～2002 年	駿河台日本大学病院循環器科
2002～2004 年	川口市立医療センター循環器科
2004 年 11 月～	聖路加国際病院心血管センター循環器内科
2012 年 4 月～	同センター循環器内科および富士重工業健康保険組合太田記念病院循環器内科勤務

不整脈専門医
日本内科学会認定内科専門医
循環器学会専門医
主な著書：「内科レジデントアトラス」（共著，医学書院，2001），「内科オールラウンドプラクティス JUMP-UP30 症例」（分担執筆，三輪書店，1999），「犯人は誰か？循環器臨床の推理の極意（編著，羊土社，2013）」

そこが知りたい！
感染症一刀両断！

発　行	2006 年 2 月 5 日　第 1 版第 1 刷
	2013 年 4 月 20 日　第 1 版第 8 刷Ⓒ
監　修	古川恵一
著　者	西原崇創
発行者	青山　智
発行所	株式会社 三輪書店
	〒113-0033 東京都文京区本郷 6-17-9
	☎ 03-3816-7796　FAX 03-3816-7756
	http://www.miwapubl.com
印刷所	三報社印刷 株式会社

本書の内容の無断複写・複製・転載は，著作権・出版権の侵害となることがありますのでご注意ください．

ISBN978-4-89590-175-8　C3047

JCOPY　＜(社)出版者著作権管理機構 委託出版物＞
本書の無断複写は著作権法上での例外を除き禁じられています．複写される場合は，そのつど事前に，(社)出版者著作権管理機構（電話 03-3513-6969, FAX 03-3513-6979, e-mail: info@jcopy.or.jp）の許諾を得てください．

■ ほめられるプレゼンテーション力を身につける！

初めてだってうまくいく！ よく出会う18症例で学ぶ
プレゼンテーションの具体的なポイントとコツ 新刊

著者　天理よろづ相談所病院レジデント
編集　江原　淳
監修　中川　義久・八田　和大

初めてのプレゼンテーションでは病歴が不足していたり、身体所見がとれていなかったり、あるいは治療方針を主治医や指導医の受け売りのままに言ってしまい、「ADL低下って言ってるけど、以前に何ができて、今何ができなくなっているの？」「発熱には悪寒戦慄をともなったのかな？体重減少の有無は？」「それで、今回の病態の原因に何を1番に考えているの？」「治療が終わった後はどうするの？」などなど四方八方から"ツッコミ"を受け、うまく答えられず、集中砲火により沈没してしまうレジデントもしばしばいる。本書は、よく出会う症例ごとに、押さえておくべきプレゼンテーションの具体的なポイントとコツを、天理よろづ相談所病院の教育的カンファレンスを誌上再現するかたちでわかりやすくまとめた。本書の研修医とともにカンファレンスに参加して、ほめられるプレゼンテーション力を身につけよう。

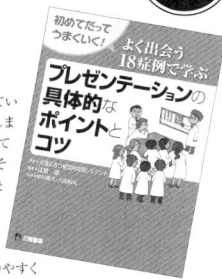

■ 主な内容 ■

第1章 フルプレゼンテーションの基本
① 天理よろづ相談所病院でのプレゼンテーションの掟
② プレゼンテーションにこだわる理由
③ 症例プレゼンテーションの「型」をマスターしよう
④ プレゼンテーションの「型」は診療の流れの再現である
⑤ プレゼンテーションは推理小説である
⑥ 絶対に覚えておくべきプレゼンテーションルール
⑦ 各パートの上手なまとめ方

第2章 症例で学ぶフルプレゼンテーション【入門編】
症例1　腎生検目的に入院となった43歳男性
　　　（微小変化型ネフローゼ）
症例2　市中肺炎で緊急入院した80歳女性
症例3　悪性リンパ腫の82歳女性
症例4　肺癌の化学療法変更目的に入院となった63歳女性
症例5　脳卒中で緊急入院となった55歳男性
症例6　左季肋部痛にて早朝に救急外来を受診した31歳男性
　　　（急性膵炎）
症例7　多発関節痛を主訴に来院した21歳女性
　　　（全身性エリテマトーデス初発例）

第3章 ショートプレゼンテーション編
● ショートプレゼンテーションが行われるとき
● コンサルト先の専門科サイドからよく聞かれる苦情

● ショートプレゼンテーションのテンプレートを覚えよう！
● コンサルト実例をみてみよう
症例8　救急外来で上級医へのコンサルテーション①
　　　（ろれつ困難と右上肢麻痺を主訴に来院した83歳男性）
症例9　救急外来で上級医へのコンサルテーション②
　　　（1週間前からの咽頭痛を主訴に来院した27歳女性）
症例10　循環器内科医へのコンサルテーション
　　　（胸痛で救急搬送された70歳男性）
症例11　消化器内科医へのコンサルテーション
　　　（腹痛を主訴に来院した40歳男性）
症例12　入院患者の他科へのコンサルテーション
　　　（呼吸器内科入院中に閉塞性黄疸を発症した症例）

第4章 症例で学ぶフルプレゼンテーション【応用編】
症例13　全身倦怠感、炎症反応高値の精査目的に入院となった
　　　84歳男性（不明熱）
症例14　治療のその後…85歳男性
　　　（誤嚥性肺炎）
症例15　意識障害で緊急入院となった80歳女性
　　　（肝性脳症）
症例16　進行性の筋力低下を主訴に来院した67歳男性
　　　（筋萎縮性側索硬化症：ALS）
症例17　咳を主訴に来院した53歳女性（過敏性肺臓炎）
症例18　発熱・意識障害のために即日入院した61歳男性
　　　（感染性心内膜炎）

● 定価3,360円（本体3,200円＋税5％）　A5　頁230　2012年　ISBN 978-4-89590-423-0

お求めは三輪書店の出版物が小売書店にない場合は、その書店にご注文ください。お急ぎの場合は直接小社に。

〒113-0033　東京都文京区本郷6-17-9 本郷綱ビル　三輪書店
編集 ☎03-3816-7796　℻03-3816-7756
販売 ☎03-6801-8357　℻03-3816-8762
ホームページ：http://www.miwapubl.com

■「創傷治療Part2」、今度は熱傷だ！感染創だ！

創傷治療の常識非常識2
熱傷と創感染

夏井　睦　石岡第一病院傷の治療センター

ご好評いただいている『創傷治療の常識非常識』続編、ついに刊行！
本書では、前回取り上げられなかった熱傷の局所治療についてまとめられている。ここに提示された方法で、救急外来を受診する熱傷患者の多くは問題なく治療できるはずである。

もう一つのテーマである創感染は、発症メカニズムに対する推論と、それに基づく治療原理の提案である。これは現在主流であるSSI（手術部位感染）対策へ疑問を投げかけるものであり、同時に、細菌学的な見地から創感染を見直す作業でもある。なぜ術後の離開創からは黄色ブドウ球菌が検出されるのか、なぜ厳密な無菌操作をしているのに褥瘡からMRSAが検出されるのか、MRSAが検出された創の治療としてバンコマイシンを投与するとカンジダが検出されるのはなぜか、本書を読めばそれらが一元的に説明できるようになる。

本書を貫いている主張は、EBMがすべて、エビデンス（＝過去の論文）あらざれば医学にあらず、といった「エビデンス万能」の風潮に対する疑問である。本書はエビデンスのないさまざまな仮説を提案する。そして、仮説の提案なしには新しい医学は決して生まれないのである。

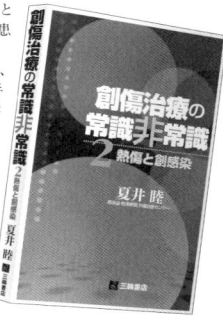

●定価2,940円（本体2,800円＋税5％）　A5変型　頁145　2006年　ISBN978-4-89590-241-0

■主な内容

第1章　エビデンスはどこにある？
地動説とEBM／RCTはレベルの低い証明法である／数学はすべての科学に君臨する／医学の問題を物理で解く／針小棒大化ツール／性善説なのか性悪説なのか／データは一人歩きする／診断名という名の迷宮／それならどうするか／エビデンスは過去にあり／人跡未踏の地に地図はない／CDCが変わったから…／エビデンスは青い鳥か／科学を目指して

第2章　熱傷治療の常識非常識
1　熱傷治療の常識非常識
2　小児熱傷での問題点
3　Ⅱ度熱傷はなぜⅢ度熱傷に移行するのか

第3章　熱傷治療の症例14

第4章　創感染の常識非常識
1　はじめに
2　術後縦隔炎から考える
3　術後創感染の原因
4　さまざまな術後創感染について
5　MRSA感染について
6　術野の消毒は必要なのか
7　感染の場
8　皮膚常在菌について

好評既刊

■「傷を消毒して、ガーゼを当てる」それは、反医療行為です!!

創傷治療の常識非常識　[消毒とガーゼ]撲滅宣言

夏井　睦　石岡第一病院傷の治療センター
●定価2,940円（本体2,800円＋税5％）　A5変型　頁160　2004年　ISBN978-4-89590-202-1

お求めの三輪書店の出版物が小売店にない場合は、その書店にご注文ください。お急ぎの場合は直接小社に。

〒113-0033
東京都文京区本郷6-17-9 本郷網ビル

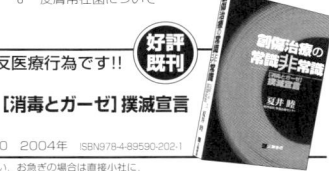

三輪書店

編集☎03-3816-7796　FAX 03-3816-7756
販売☎03-6801-8357　FAX 03-3816-8762
ホームページ：http://www.miwapubl.com

■ 研修医が同志・後輩たちに送る、「とっておきの」体験談

研修医 とっておきの話
大切なことはすべてこの時季に学んだ

編集　岡田　定（聖路加国際病院内科）

　本書は研修医による、研修医のための本である。「偉い先生方による研修医への教訓集」ではなく、聖路加国際病院の現役および元研修医が、現場で経験した大切な思い出を綴った、ホッとするような、思わずにんまりとするようなエッセイ集。

　患者さんとのあたたかな交流、思い出すのも恥ずかしい失敗、そして初めて遺族に死を告げた時。若い研修医たちが現場でどんなことに悩み、心を震わせ、学んでいったのか。その人間ドラマに引き込まれ、「私も同じような体験をした！」と共感し、「へえーそんなことが？」と感嘆されることだろう。

　これは後に続く研修医や、医学部を目指す方たちへの、ちょっと先輩の医師からのメッセージである。それと同時に、研修医を指導される先生方が手に取れば、今一度ご自身が研修医だった当時の心境に立ち返り、新たな気持ちで研修医と向き合えるようになるはずだ。

　研修医が「いま手探りで進む自分」を勇気づけるため、指導医が「かつて研修医だった自分」を思い起こすため、是非とも彼らの熱い生の声に触れてほしい。

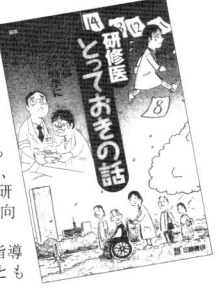

■ 主な内容

1. 初めての死亡宣告
2. 「沖縄そばが食べたい」
3. 救急外来当直実況報告
4. 「治療」で医者と患者が目指すもの
5. 果たせなかったデートの約束
6. あまりにもまぶしかった笑顔
7. ロドリーゴの「アランフェス」
8. 急躁のお花見
9. おもちゃのブーメラン
10. ある日の針刺し
11. 尿路結石疑い？
12. 喜びの握手
13. ひとときのサンドイッチ
14. Difficult Patient
15. 点滴の失敗
16. 「性別を換えてでも産婦人科に行きたい」
17. 東京の眩しい空
18. どういう医者になりたいのか
19. 覆されたDNRの方針
20. 病院での最期
21. 低血糖とカテコラミン
22. 不可解な心不全
23. 忘れられないひと言
24. 「私はもう十分生きたからいいんですよ」
25. 高齢者の頻脈
26. 「先生のことすごく信頼してるんですよ」
27. 「いや、先生上手になったねぇ」
28. 「今までの人生で一番幸せだよ」
29. 熱帯熱マラリア
30. 「便が出ないんです」
31. 患者プロフィール
32. 臨死期に医師がすべきこと
33. 遺族との1年後の再会
34. 「私は実験台ではない」
35. 苦い低ナトリウム血症
36. 「先生はもう社会人なんだから」
37. 「お花が紫色に見えたのよ」
38. 原因不明のショック
39. 患者さんに癒される
40. 「先生も上手になってきたね」
41. 緩和ケア病棟の研修
42. 「ありがとうございました」
43. 「謝るときは言い訳するな」
44. 「先生が来てくれないから寂しいよ」
45. 若い男性の下腹部痛
46. カルテ記載
47. ケースプレゼンテーション
48. 医師である前に社会人
49. 「お前は患者を診る資格がない！」
50. 「ずっと先生のことを応援していますよ」
51. Spiritual pain
52. 最期の時間
53. "ターボエンジンを搭載"していたころ
54. 低ナトリウム血症の鑑別
55. 日本全国からCloxacillinを集めよう
56. dying clue
57. 重症気管支喘息
58. 「後で読んでね」
59. 「話をする」
60. 研修医1年目

●定価 2,100円（本体2,000円＋税5%）A5変型　頁133　2006年　ISBN978-4-89590-240-3

お求めの三輪書店の出版物が小売書店にない場合は、その書店にご注文ください。お急ぎの場合は直接小社に。

〒113-0033
東京都文京区本郷6-17-9 本郷綱ビル

三輪書店

編集 ☎03-3816-7796　FAX 03-3816-7756
販売 ☎03-6801-8357　FAX 03-3816-8762
ホームページ : http://www.miwapubl.com